よくわかる
脱毛
後悔しない
サロン選び

著：ZENON脱毛研究会
監修：楢村 友隆
倉敷芸術科学大学
生命科学部生命科学科　准教授
協力：西日本ヘアメイクカレッジ

GENTOSHA
幻冬舎

はじめに

最近、ＷｅｂやＴＶ、駅や電車内などで、「脱毛」の広告をよく見かけます。
女性に限らず男性も、20代、30代に限らず、10代、あるいはシニア世代も、
幅広い世代で脱毛する方、検討している方が増えています。

その一方で、
脱毛には、レーザー脱毛、ニードル脱毛、光脱毛、家庭用脱毛器、除毛クリーム……と、
さまざまな言葉が氾濫しており、何がどう違うのかよくわかりません。

たとえば、よくある誤解は「永久脱毛」です。
永久脱毛の施術を行えば、「もう二度と1本たりとも毛が生えてこない状態になる」。
多くの方はそう思われています。

ですが、これは正しくありません。
正確には、「再び生えてくる毛が20～30％以下となった状態」が「永久脱毛」です。
このように、
「聞いたことはあるけど中身がわからない」脱毛用語は、きっとたくさんあるはずです。

「脱毛」を複雑にしているのは、
厳格な規制下で施術する「医療脱毛＝医療としての脱毛」と、「美容脱毛＝医療行為に

は当たらない脱毛」の2種類があることが影響しています。
病院やクリニック以外の美容室やエステサロンでも脱毛施術を行うことができ、いずれも法的には問題のない「脱毛」です。

こうした複雑な背景もあり、
近年、独立行政法人 国民生活センターに寄せられる、やけどなどの身体的被害や、契約・お金の経済的被害など、脱毛に関するトラブル相談が急増しており、センターからは、再三にわたって注意喚起が出されています。

一般の方が抱く脱毛への疑問や不安を、
できるだけわかりやすく解きほぐした脱毛のガイドブックを作りたい。
その思いから、この本を作り始めました。

脱毛する前に、まずは正しい知識を身につけることから始めましょう。
それが、安全で、安心・納得できる脱毛の第一歩です。

２０２３年３月
ＺＥＮＯＮ脱毛研究会
（髙添航太朗　髙添友梨子　札場知美）

CONTENTS
目次

第2章 脱毛のそもそも
脱毛の種類とメリット・デメリット

第3章 部位別に考える
美容脱毛の施術のポイント

第4章 ありがちトラブルを避けて 満足できるサロン選び

気になる脱毛　いざしたいと思ってもわからないことだらけ??

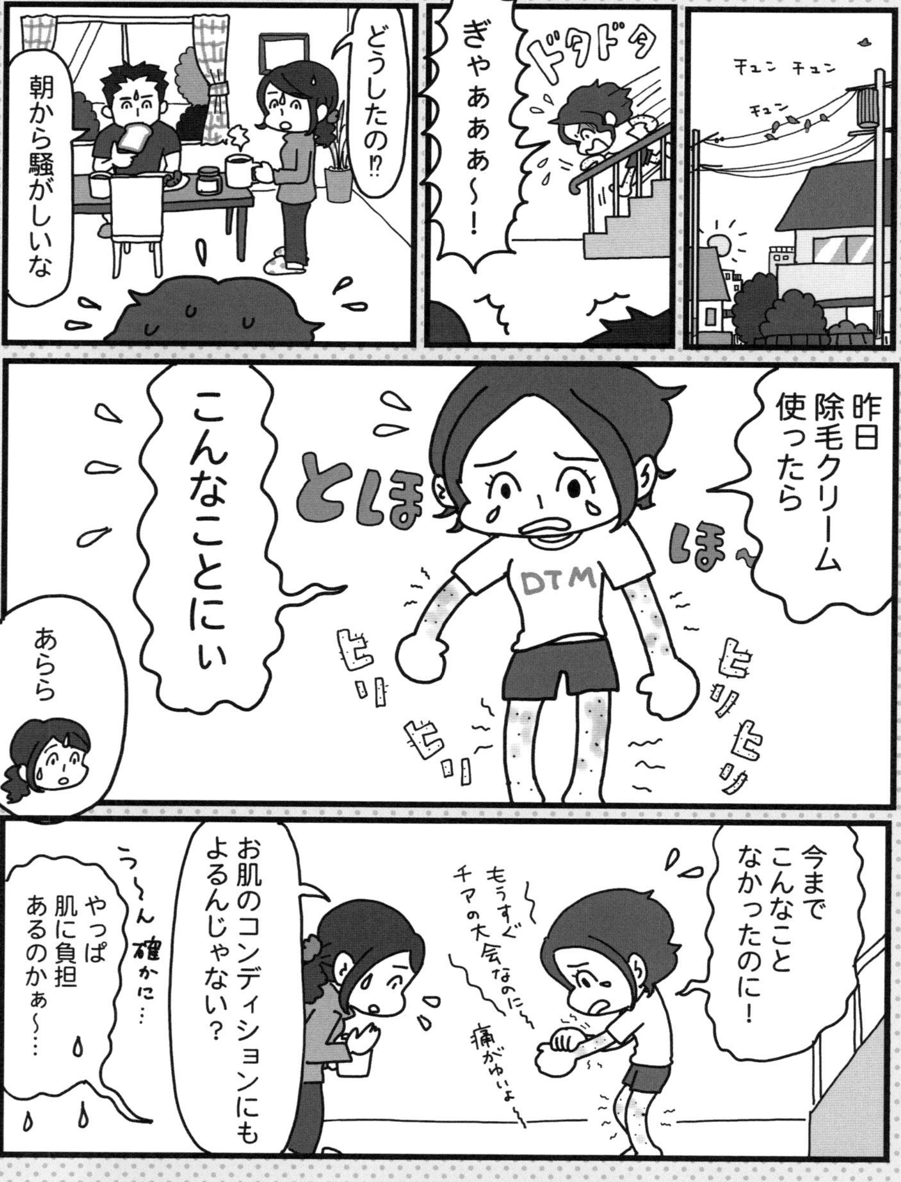
チュン チュン
チュン
ドタドタ
ぎゃあぁぁぁ～！
どうしたの⁉
朝から騒がしいな
昨日除毛クリーム使ったら
とほほ～
こんなことにぃ
ヒリヒリ
ヒリヒリ
あらら
今までこんなことなかったのに！
もうすぐチアの大会なのに～
痛がゆいよ～
お肌のコンディションにもよるんじゃない？
う～ん確かに…
やっぱ肌に負担あるのかぁ～…

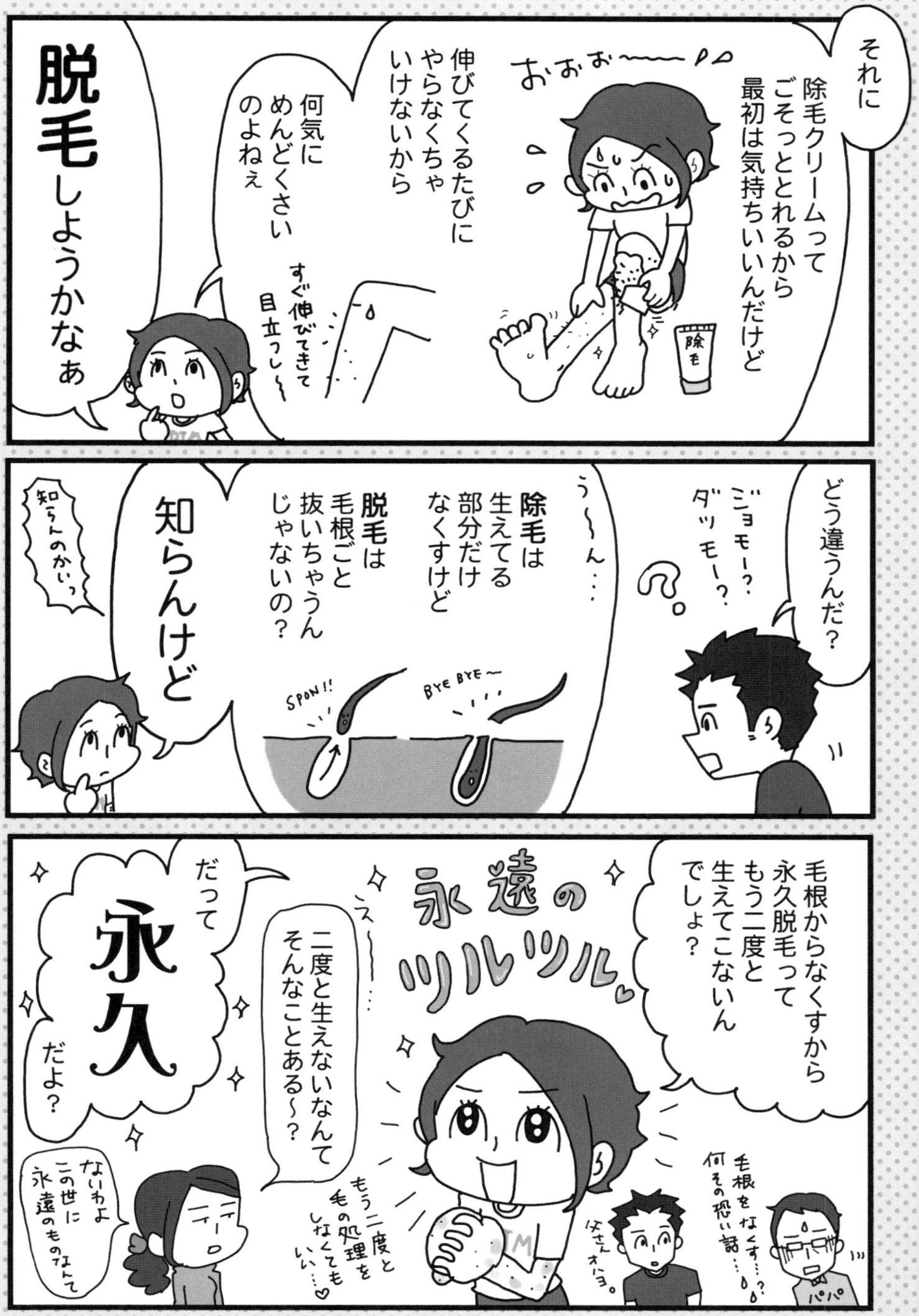
それに
除毛クリームって ごそっととれるから 最初は気持ちいいんだけど
おおお〜〜〜
除毛
伸びてくるたびに やらなくちゃ いけないから
何気に めんどくさい のよねぇ
すぐ伸びてきて 目立つし〜
脱毛しようかなぁ
どう違うんだ？
ジョモー？ ダツモー？
う〜ん・・・
除毛は 生えてる 部分だけ なくすけど
脱毛は 毛根ごと 抜いちゃうん じゃないの？
SPON!!
BYE BYE〜
知らんけど
知らんのかいっ
毛根からなくすから 永久脱毛って もう二度と 生えてこないん でしょ？
永遠のツルツル
え〜〜…
二度と生えないなんて そんなことある〜？
だって
永久
だよ？
もう二度と 毛の処理を しなくても いい…♡
毛根をなくす…？ 何その恐い話…
パパ
伊さん オハヨ。
ないわよ この世に 永遠のものなんて

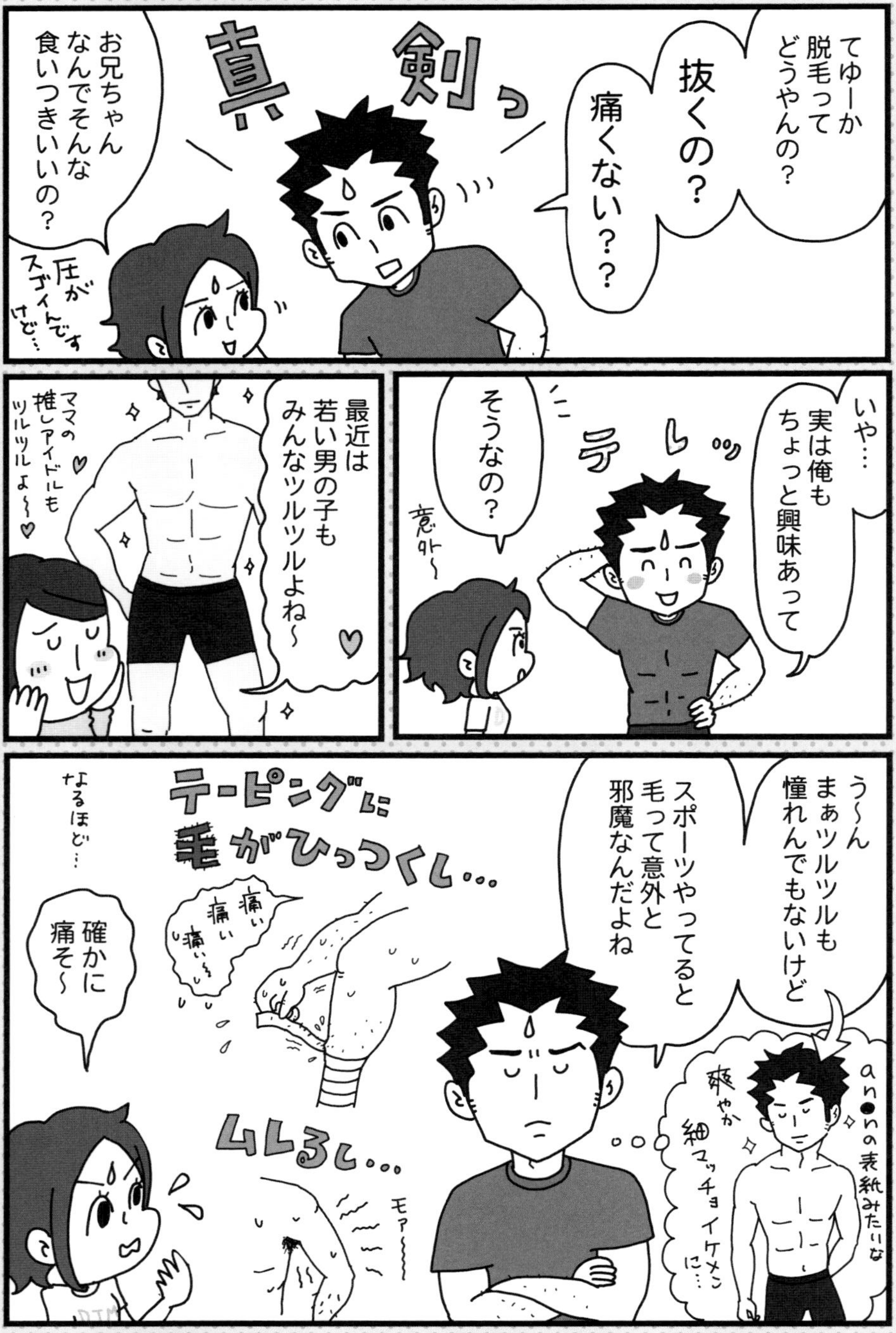
てゆーか
脱毛って
どうやんの？
抜くの？
痛くない？？
真剣っ
お兄ちゃん
なんでそんな
食いつきいいの？
圧がスゴイんですけど…
いや…
実は俺も
ちょっと興味あって
テレッ
そうなの？
意外～
最近は
若い男の子も
みんなツルツルよね～
ママの推しアイドルもツルツルよ～
う～ん
まぁツルツルも
憧れんでもないけど
an●nの表紙みたいな
爽やか
細マッチョイケメンに…
スポーツやってると
毛って意外と
邪魔なんだよね
テーピングに
毛がひっつくし…
痛い
痛い
痛い～
ムレるし…
モア～～
なるほど…
確かに
痛そ～

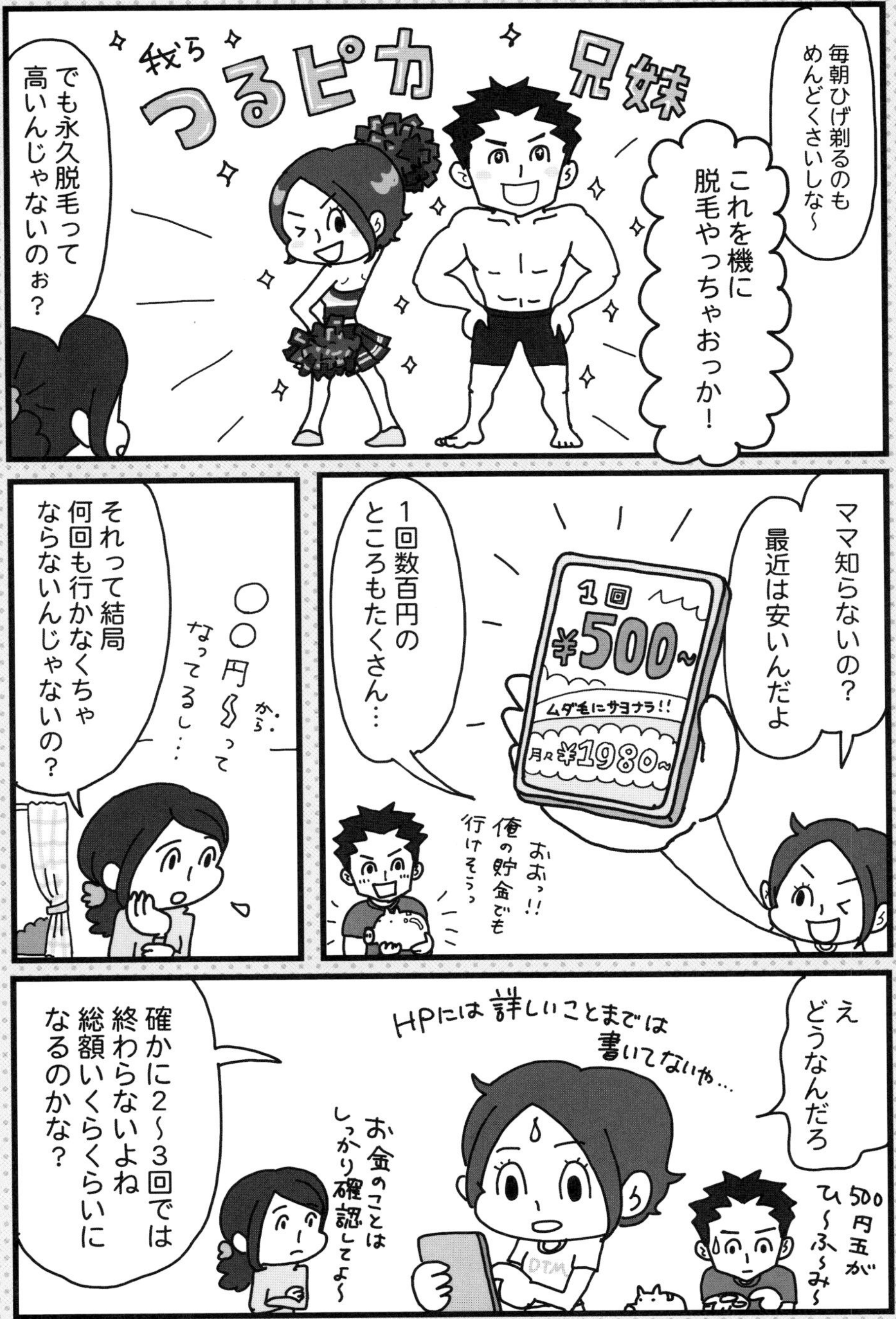
毎朝ひげ剃るのも
めんどくさいしな～
これを機に
脱毛やっちゃおっか！
我ら つるピカ 兄妹
でも永久脱毛って
高いんじゃないのぉ？
ママ知らないの？
最近は安いんだよ
1回
¥500～
ムダ毛にサヨナラ!!
月々¥1980～
1回数百円の
ところもたくさん…
おおっ!!
俺の貯金でも
行けそうっ
○○円～からって
なってるし…
それって結局
何回も行かなくちゃ
ならないんじゃないの？
え
どうなんだろ
500円玉が
ひ～ふ～み～
HPには詳しいことまでは
書いてないや…
お金のことは
しっかり確認してよ～
確かに2～3回では
終わらないよね
総額いくらくらいに
なるのかな？

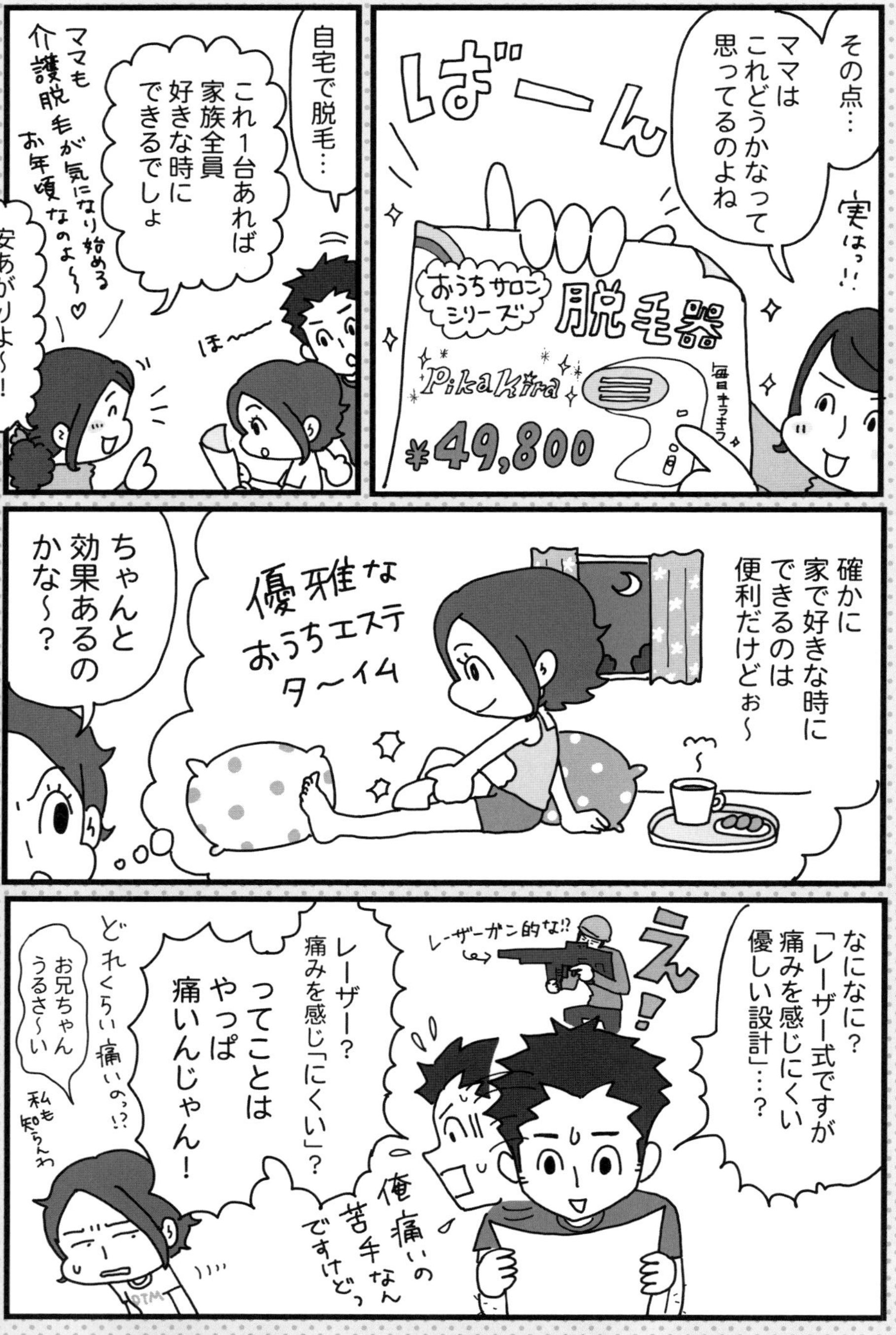
その点…
ママはこれどうかなって思ってるのよね
実はっ!!
ばーーん
おうちサロンシリーズ
脱毛器
Pikakira
毎日キラキラ
¥49,800
自宅で脱毛…
これ1台あれば家族全員好きな時にできるでしょ
ほ～～
ママも介護脱毛が気になり始めるお年頃なのよ～～♡
安あがりよ～!
確かに家で好きな時にできるのは便利だけどぉ～
優雅なおうちエステタ～イム
ちゃんと効果あるのかな～?
なになに?「レーザー式ですが痛みを感じにくい優しい設計」…?
え!
レーザーガン的な!?
レーザー?痛みを感じ「にくい」?
ってことはやっぱ痛いんじゃん!
どれくらい痛いのっ!?
俺痛いの苦手なんですけどっ
お兄ちゃんうるさ～い
私も知らんわ

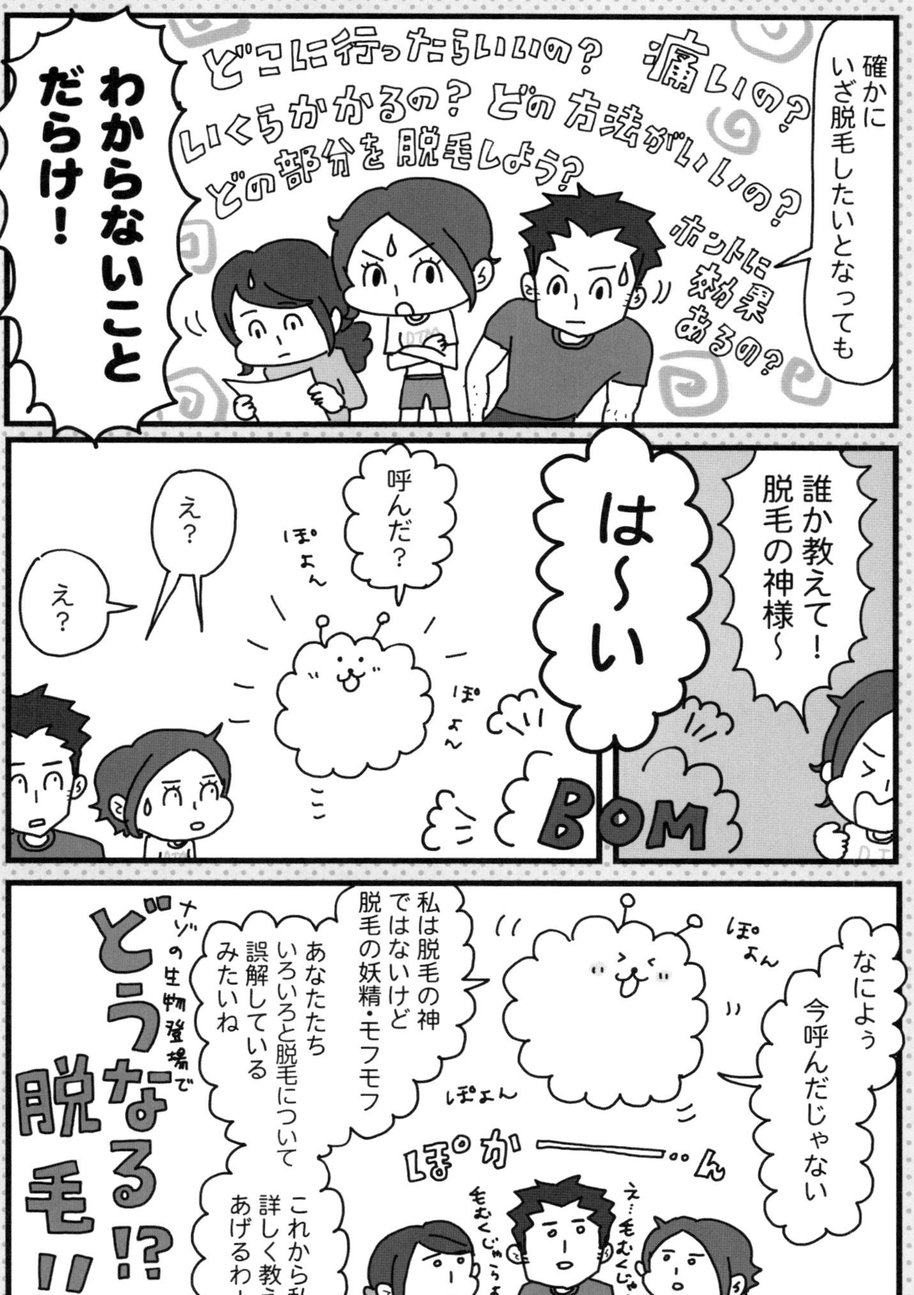
確かに いざ脱毛したいとなっても
ホントに効果あるの？
痛いの？
どこに行ったらいいの？
いくらかかるの？
どの方法がいいの？
どの部分を脱毛しよう？
わからないことだらけ！
誰か教えて！ 脱毛の神様～
は～い
BOM
ぽよん
呼んだ？
ぽよん
え？
え？
なによぅ 今呼んだじゃない
ぽよん
私は脱毛の神ではないけど脱毛の妖精・モフモフ
あなたたち いろいろと脱毛について誤解しているみたいね
ぽよん
ぽか―――…ん
え…毛むくじゃら？
毛むくじゃらよね…
これから私が詳しく教えてあげるわ！
ナゾの生物登場で
どうなる!?
脱毛!!

まずは美容脱毛の流れを知ろう!

気になる脱毛の流れがコチラ

美容脱毛は、以下のような流れで実施されます。
5から11を1回として、おおよそ15回から20回で脱毛が完了します

※脱毛効果には部位による差や個人差があるため、施術回数はおおよその目安です

施術前

1. 脱毛する部位を検討
2. 候補のサロンに問い合わせ事前カウンセリングを予約
3. 事前カウンセリング
   - 事前カウンセリングでは、脱毛方法や料金の説明などが行われます
4. 脱毛するサロンを決定
   - 契約内容を十分確認し、納得したうえで契約・支払いをしましょう

施術当日

5. 事前シェーヴィング
   - 施術前に、脱毛したい部位の毛をシェーヴィングします。シェーヴィング後は、施術に影響するため、クリームなどは塗らないようにしましょう
6. 来店（受付・カウンセリング・着替え）
   - 着替えが不要な部位もあります

7 肌の状態の確認・施術準備

施術準備では、目やほくろ、赤みなどをカバーして、光があたらないように保護します

8 施術（ジェルの塗布・光の照射）

9 次回予約を入れる

次回の予約を受け付けているサロンでは、次の予約を入れておくのがおすすめです。2～3週間に1回のペースで定期的に通いましょう

施術後

10 帰宅後は肌の保湿を

11 施術後1～2週間ほどで、毛が抜け落ちる

12 施術後2～3週間で、次の施術を受けましょう

いったん毛が抜け落ちた後に、以前よりも細い毛が生えてきます。次回はその毛に光を照射していきます

第1章

脱毛未経験者＆経験者218人 大調査！
なぜしたい？　どこをした？　どうなった？

教えて！　脱毛のホンネ

実はみんな興味を持っているし、実際にしている人も多いのに、
なぜか大っぴらにはしたくない脱毛のこと。
今回、この本を作るにあたって、
脱毛未経験者＆経験者218人の方に大調査！
誰もが感じる疑問や不安、脱毛してよかったこと、
さらにはサロン選びのポイントまで、人には話さない・話したくない
脱毛のホンネ、教えてもらいました

アンケート対象者プロフィール

ZENONグループの理容・美容サロンに来られたお客様
合計218名（男性122名・女性96名）のうち

脱毛経験のない方

126名

男性78名

女性48名

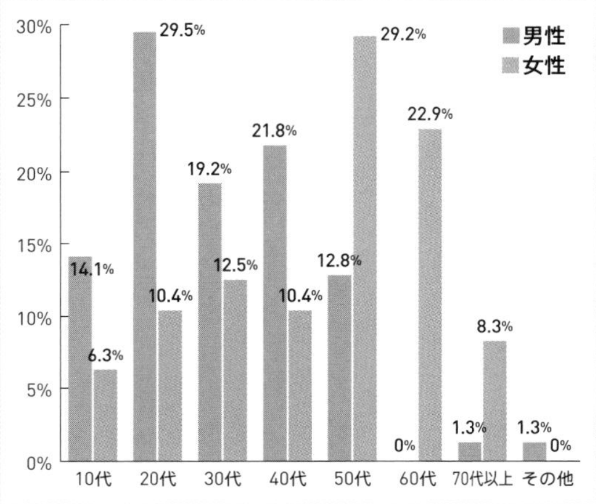

脱毛経験のある方

92名

男性44名

女性48名

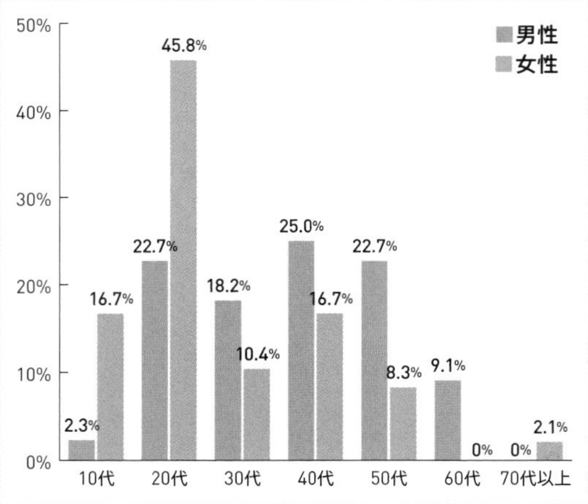

Q1 脱毛経験のない方

脱毛したいと思いますか？

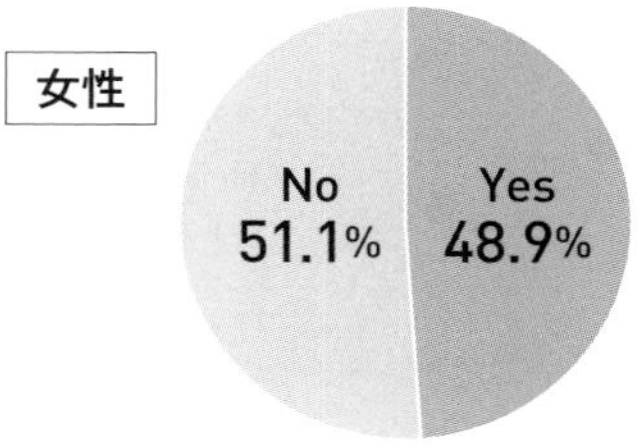

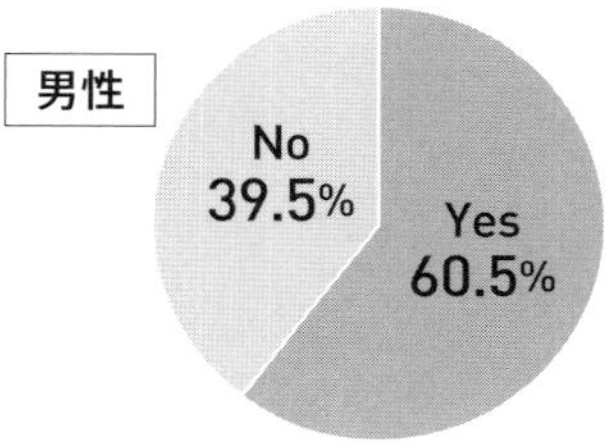

Q3 脱毛経験のある方

脱毛した理由は？

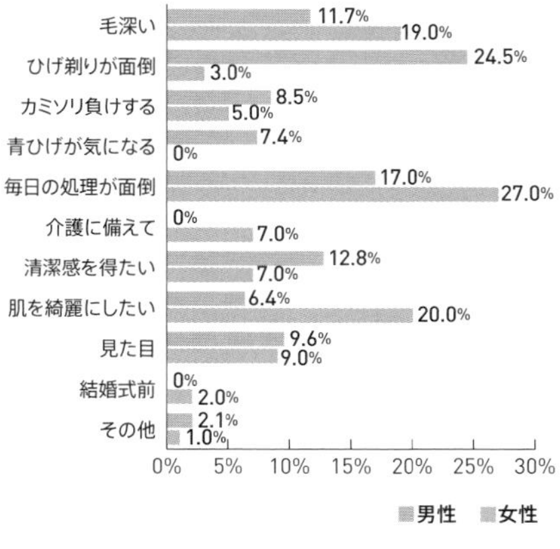

Q2 脱毛経験のない方

脱毛したい理由は？

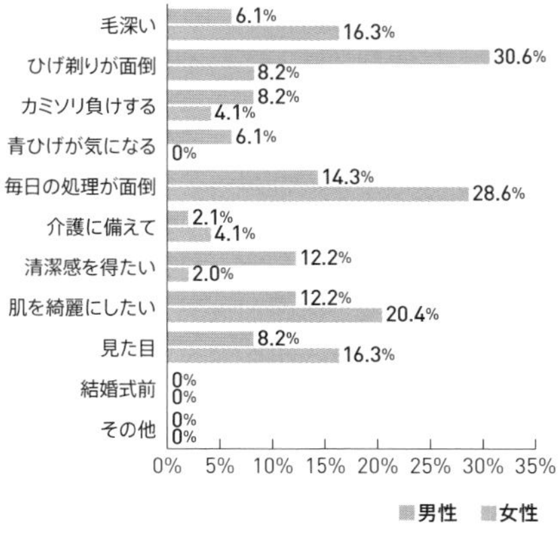

実は女性より根強い男性の脱毛願望 !?
男女ともに、清潔感あるすべすべお肌が憧れ？

脱毛経験のない方に「脱毛してみたいか？」と聞いたところ、意外にも女性より男性の脱毛願望が強いという結果に。男性では、毎日のひげ剃りから解放されたいという理由が圧倒的。男女共通する理由としては、見た目に美しいすべすべお肌への憧れが大きな理由。

脱毛経験のある方の「脱毛した理由」と比べてみても、ほぼ同様の結果に。女性の「毎日の処理が面倒」という理由も切実な理由のようです

Q4

脱毛経験のない方

脱毛したい部位は？

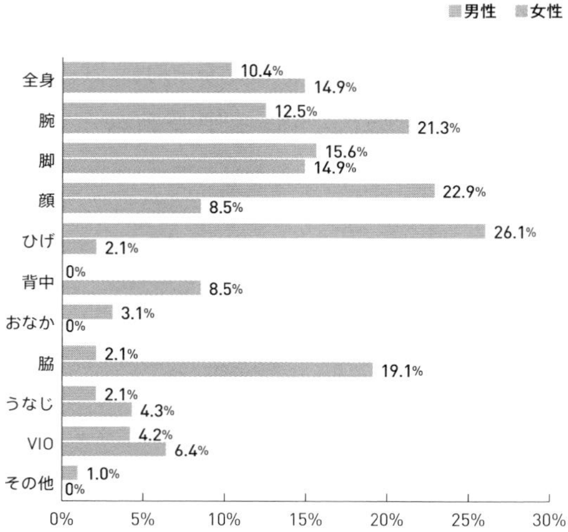

Q5

脱毛経験のある方

脱毛した部位は？

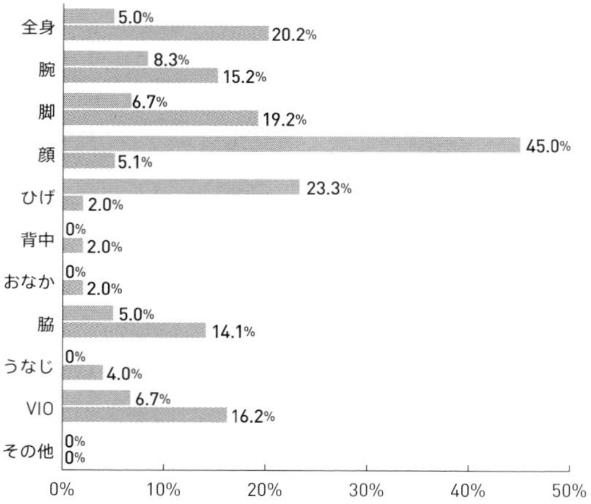

あちこちしてみたいが、結局顔とひげの男性
あちこちしてみたくて、あちこちする女性

脱毛経験のない方に「脱毛してみたい部位」を聞いたところ、男性も女性も全身、腕、脚をはじめ、男性ではひげ、女性では脇など、さまざまな部位の脱毛を希望しています。が、結果的にどこを脱毛したのかを尋ねたところ、男性は結局、顔とひげに集中。一方女性は、おおむね当初の希望通りあちこちの部位を脱毛していることがわかります

脱毛経験のある方

Q6 脱毛以前のムダ毛の処理方法は？

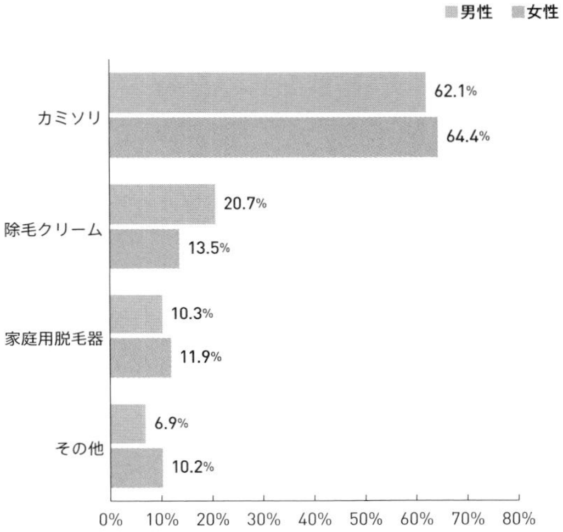

脱毛経験のある方

Q7 脱毛以前のムダ毛処理の失敗や不満は？

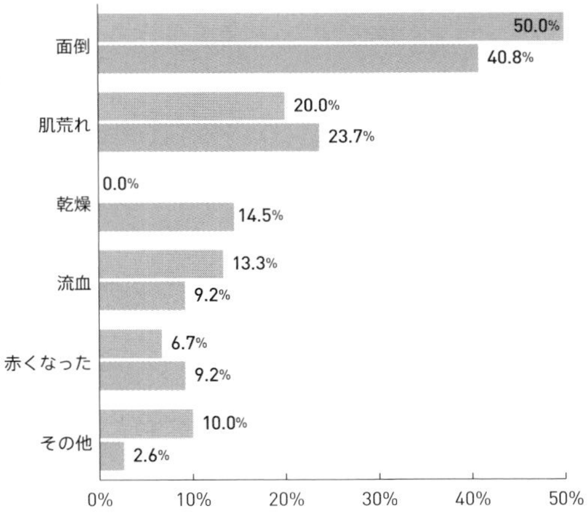

男性も女性もカミソリが大半
面倒だし、肌が乾燥して荒れるし、あげく流血も！

自分で行っていたムダ毛処理は、男性も女性もやはりカミソリが大半。その処理に対する不満や失敗を聞いてみたところ、男性も女性も多くが面倒と回答。毎日のカミソリ処理は負担が大きい様子。さらには、カミソリ負けによる肌荒れ、乾燥、流血と、失敗や不満も炸裂。その思いが脱毛するきっかけにつながっているようです

Q8

脱毛経験のない方

脱毛に対して不安に思うことは？

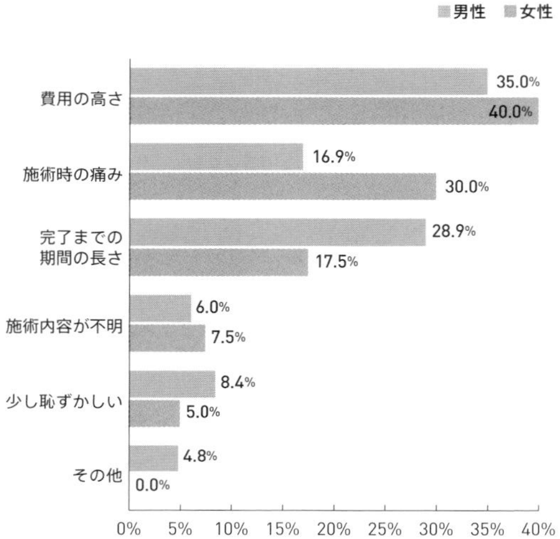

3大不安要素は、やはり施術費用・施術時の痛み・施術期間

脱毛に対する不安を聞いたところ、男女ともに施術費用（の高さ）・施術時の痛み・施術期間があげられました。また、施術方法の詳細や恥ずかしさをあげた方も。いずれにしても、これらの不安に対してどれだけていねいにわかりやすく説明してもらえるかがサロン選びのポイントになりそうです

Q9

脱毛経験のある方

どんな施術方法で脱毛しましたか？

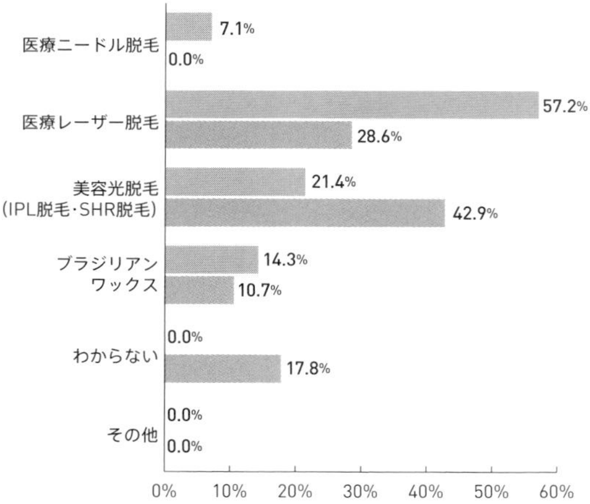

女性ではIPLやSHRの美容光脱毛が浸透？男性のひげで医療レーザーが多いのは「抜けにくい」から？

男女によって比較的スコアに差が出たのがこの質問。男性が選んだ施術方法のトップは医療レーザー、女性が選んだ施術方法のトップは美容光脱毛。特に男性のひげは美容光脱毛では「抜けにくく回数がかかりがち」と案内されることが多いためか、より強力な医療レーザーを選んでいる様子がうかがえます。ただし一方で、医療レーザーは痛みが大きくなることに注意が必要です

Q10

脱毛経験のある方

クリニックやサロン選びで重視したポイントは？

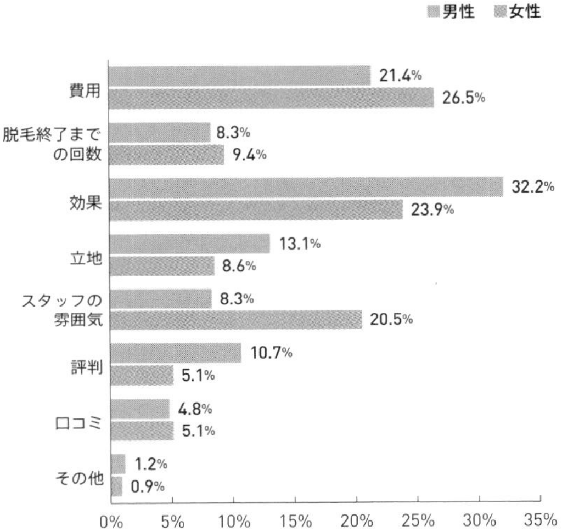

費用・施術回数・施術効果もさることながら、スタッフの雰囲気・評判や口コミなどもチェック

女性より男性が重視したポイントは効果。特に男性のひげは効果が出にくいとされるだけに、そこに対する評価は厳しいのかも？ 一方、男性より女性が重視したポイントは、スタッフの雰囲気。サロンにいるときはリラックスしたい、相談しやすいスタッフに施術してもらいたい、そんな心理が働いているのかもしれません

Q11

脱毛経験のある方

脱毛して感じるメリットは？

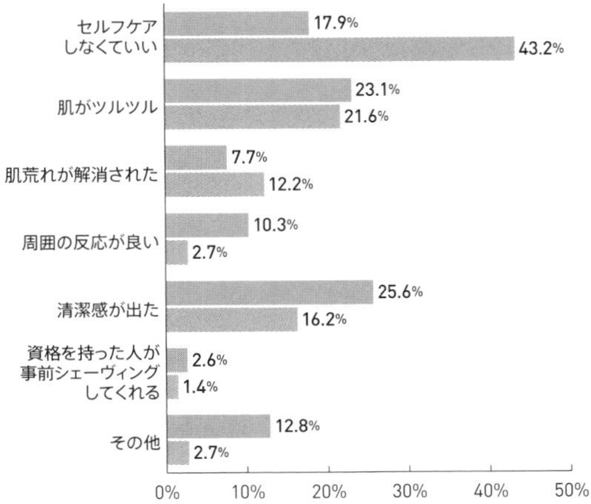

**セルフケアの煩わしさから解放
肌荒れもなく
ツルツルで清潔感あるお肌に**

男女とも感じているメリットはおおむね同じですが、特に女性ではセルフケアしなくていいことに対する評価が高いようです。また男性では、清潔感が出たことに対する評価が高くなっています。最近、身だしなみを気遣う男性が増えていることをよく表している結果です

第2章

脱毛のそもそも

脱毛の種類と
メリット・デメリット

発毛の指令を出す「バルジ領域」が、脱毛の成否のカギを握る!?

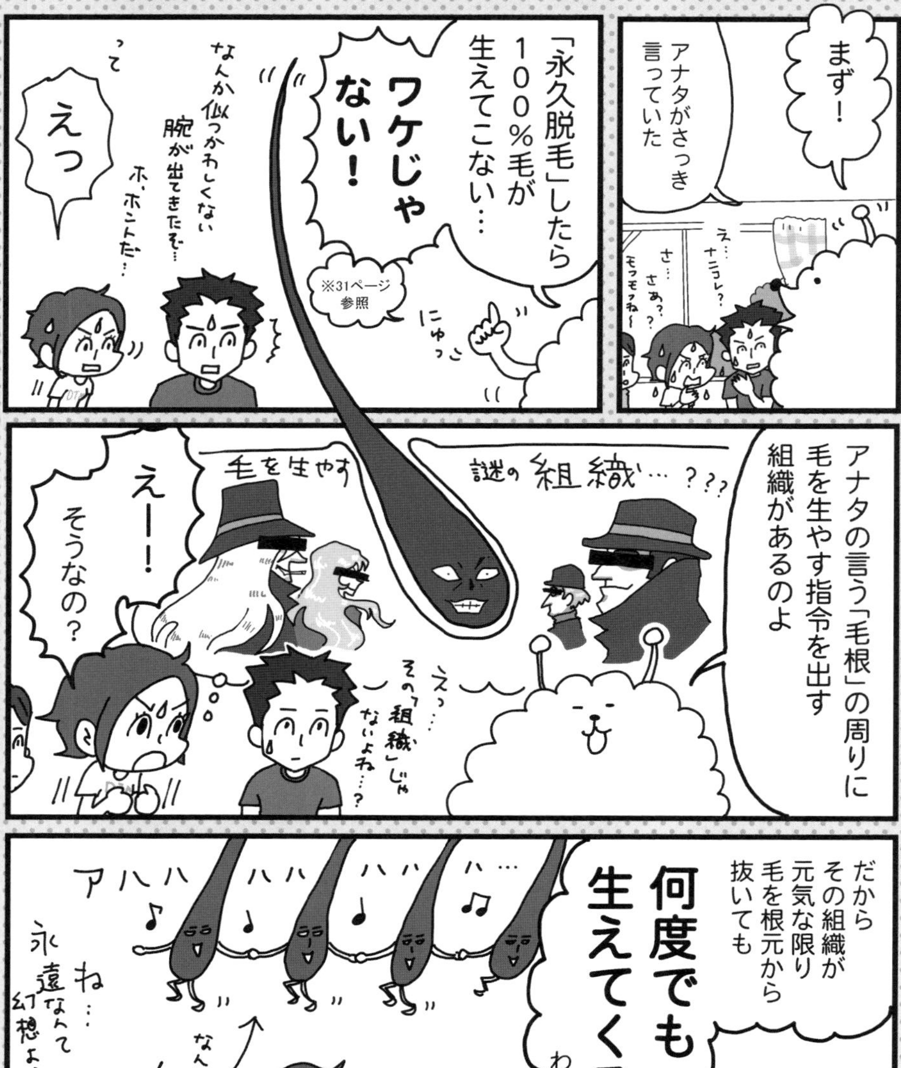
まず！
アナタがさっき言っていた
え…ナニコレ？
さ…さぁ？？
モフモフね〜
「永久脱毛」したら100％毛が生えてこない…
ワケじゃない！
※31ページ参照
にゅっ
えっ
って
なんか似つかわしくない腕が出てきたぞ…
ホ、ホントだ…
アナタの言う「毛根」の周りに毛を生やす指令を出す組織があるのよ
謎の組織…？？？
毛を生やす
えーー！
そうなの？
えっ…その「組織」じゃないよね…？
だからその組織が元気な限り毛を根元から抜いても
何度でも生えてくる
わよ
アハハハハハハハ…
永遠なんて幻想よ…
ね…
なんかコイツらムカつくな…
くっ…
ホッ
パパはなんか

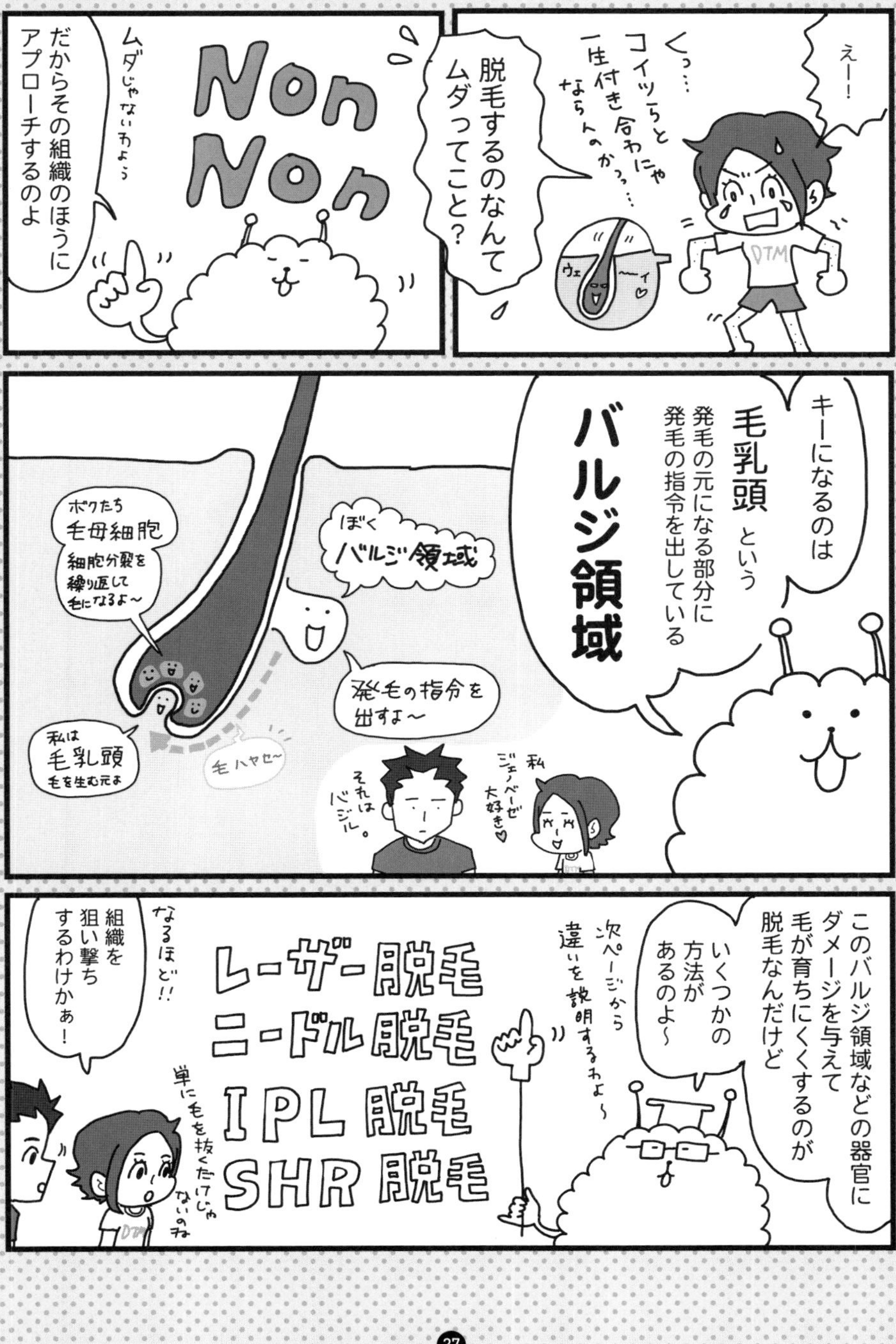
えー!
くっ…
コイツらと一生付き合わにゃならんのかっっ…
ウェ
〜〜ィ
DTM
脱毛するのなんてムダってこと?
Non Non
ムダじゃないわよぅ
だからその組織のほうにアプローチするのよ
キーになるのは毛乳頭という発毛の元になる部分に発毛の指令を出しているバルジ領域
ボクたち毛母細胞
細胞分裂を繰り返して毛になるよ〜
ぼく バルジ領域
発毛の指令を出すよ〜
私は毛乳頭 毛を生む元よ
毛ハヤセ〜
私 ジェノベーゼ大好き♡
それはバジル。
このバルジ領域などの器官にダメージを与えて毛が育ちにくくするのが脱毛なんだけど
いくつかの方法があるのよ〜
次ページから違いを説明するわよ〜
レーザー脱毛
ニードル脱毛
IPL脱毛
SHR脱毛
なるほど!!
組織を狙い撃ちするわけかぁ!
単に毛を抜くだけじゃないのね
DTM

発毛の仕組み

脱毛効果のカギを握るのは「バルジ領域」

脱毛を理解するためには、まず、皮膚と毛はどのような構造になっているのかを正しく理解することが大切です。
近年の研究では、発毛の元となる毛母細胞や毛乳頭を破壊しなくても、毛乳頭に発毛の指令を出す役割を果たしている「バルジ領域」と呼ばれる器官にダメージを与えれば、脱毛の効果があるとされています

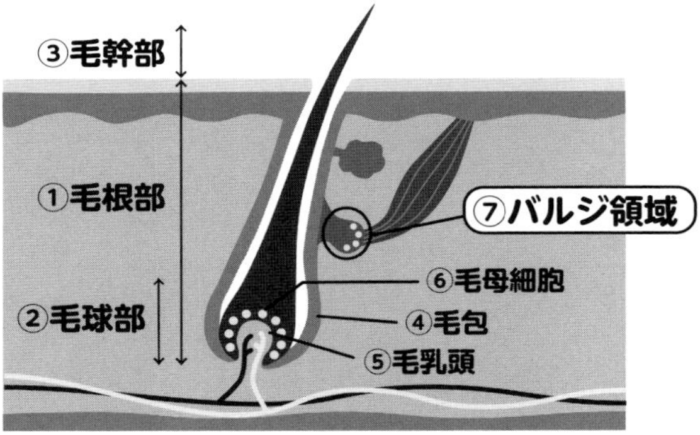

❺ 毛乳頭
毛細血管から栄養素を取り入れ、毛の元となる毛母細胞へ栄養素を供給している部分

❹ 毛包
毛根全体を包んでいる部分

❸ 毛幹部
皮膚から上に生えている部分

❷ 毛球部
毛根のふくらんでいる部分。毛包、毛乳頭、毛母細胞、毛細血管などから形成される

❶ 毛根部
皮膚から下に隠れた部分

❼ バルジ領域（毛包幹細胞・色素幹細胞）
毛を生む元となる毛乳頭を刺激し、発毛を促す指令を出す

❻ 毛母細胞
毛乳頭から栄養素を吸収し、24時間細胞分裂を繰り返す。分裂した細胞は角化（硬化）して、最終的に毛となる。毛母細胞の周辺には、メラニン色素を作る色素細胞も点在し、このメラニン色素の量と種類が毛の色を決める

毛の成長サイクルを知ると、脱毛に適した時期がわかる

毛は、一定の期間を経ると自然に抜け落ちます。そして抜けたところから、また新しい毛が生えてきます。この毛が生まれ、抜け落ちるまでの期間を「毛周期（ヘアサイクル）」といいます

毛周期

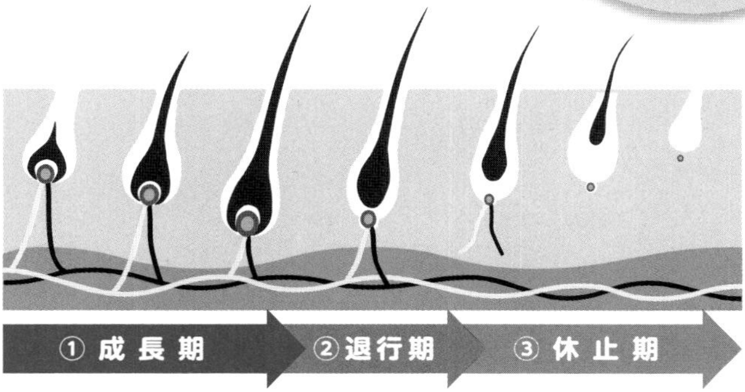

❶ 成長期

毛母細胞が分裂して毛球を作り、毛球は毛乳頭と結びつく。毛母細胞が活発に毛を生んで上に伸びると同時に、毛乳頭は皮下組織の深い所に達して、毛幹が太く長く成長する

❷ 退行期

毛が一定の成長を遂げると、毛乳頭から送られていた血液の供給が止まる。毛母細胞は分裂が止まり、毛球は固くなり（角化）、毛包は萎縮する

❸ 休止期

毛細血管から切り離されて血液の供給が止まった毛包は、皮膚の再生とともに皮膚の上部に押し上げられながら次第に萎縮し、やがて角質となって排出される。毛包で包まれてしっかりとくっついていた毛は結着力を失い、摩擦などで自然に抜け落ちる。
次の新しい毛を生む準備に入るとともに、新しい毛が生まれれば、古い毛は押し出され脱落する

部位	期間		1日の成長速度
	休止期	成長期	
頭	3～4カ月	2～6年	0.35mm
まゆ	3カ月	1～2カ月	0.16mm
顔	2～3カ月	12カ月	0.35mm
脇	3カ月	4カ月	0.3mm

部位	期間		1日の成長速度
	休止期	成長期	
腕	4～5カ月	3～4カ月	0.3mm
脚	6カ月	4カ月	0.21mm
VIO	3カ月	4カ月	0.3mm

医療脱毛
美容脱毛

脱毛を大別すると、医療脱毛と美容脱毛（光脱毛）の２種類

脱毛を大きく分けると、医療脱毛と美容脱毛（光脱毛）の2つに分かれます。さらに細かく分ければ、医療脱毛には〈レーザー脱毛・ニードル脱毛〉があり、美容脱毛（光脱毛）には〈IPL脱毛・SHR脱毛〉があります。
医療脱毛は医療機関（病院）でしか施術できませんが、美容脱毛（光脱毛）はエステサロンや理・美容院などでも施術することができます。
なお、医療機関でも光脱毛の施術を行う場合があります

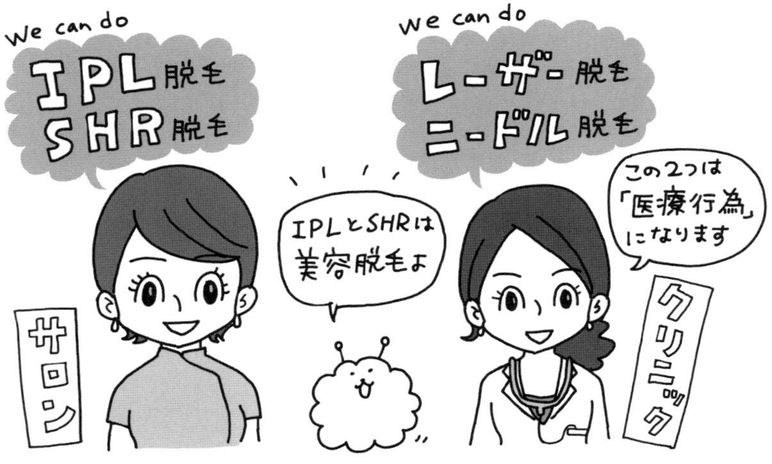

ニードル脱毛を除き、基本的に脱毛は、光が黒色に反応する特性を応用しています。メラニン色素の黒色に吸収されやすい波長の光線を照射することでそこに熱が発生し、毛球部やバルジ領域にダメージを与えることで発毛機能を抑えています

美容脱毛とは？

美容脱毛を大別すると、IPL 脱毛と SHR 脱毛

一般的に「光脱毛」と呼ばれる美容脱毛には、IPL脱毛とSHR脱毛の2種類があります。IPL脱毛とSHR脱毛に施術資格はなく、エステサロンや美容院などでも行われています

医療脱毛	美容脱毛（一般的に「光脱毛」と呼ばれる）
医療機関（病院）のみ施術可	エステサロン・美容院などでも施術可
施術資格が必要	特に施術資格は必要なし
レーザー脱毛	IPL脱毛
ニードル脱毛	SHR脱毛

Q 「永久脱毛」は、「永久に毛が生えてこない」のか？

「永久脱毛」という言葉をよく耳にしますが、永久脱毛をすれば永久に毛が生えてこないと思っていませんか？　それはある意味では正しく、ある意味では間違った解釈です。発毛に関与する毛乳頭・毛母細胞・バルジ領域を破壊すれば永久的な脱毛ができますが、これら3つを完全に破壊するのは極めて困難です。日本における「永久脱毛」という言葉は下記のいずれかの定義に基づいていますが、いずれも「永久に毛が生えてこない状態」とは定義していません。

よって、「永久脱毛」をしたからといって今後永久に毛が生えてこないというわけではなく、実際には生えてくることもあります。「永久脱毛」とは、「目立つ毛が確実に減り、それが長期間持続する」といったイメージで捉えるのがよいと思います

米国電気脱毛協会	米国 FDA（日本の厚生労働省に相当）	ロックス・アンダーソン博士の定義（ハーバード大学教授・1998 年発表）
最終脱毛から1カ月後の毛の再生率が20%以下の状態	3 回の脱毛施術によって6カ月後に3分の2（67%）以上、減毛している	通常の毛周期を超えて、毛の本数が著明に減少した状態を維持している

レーザー脱毛

毛球部のメラニン色素の黒色に反応する医療用レーザーを照射

レーザー脱毛は、毛球部付近のメラニン色素の黒色に反応する波長を持った医療用特殊レーザーを照射します。照射すると、メラニン色素のある毛球部付近で熱に変わり、その熱が毛球部の毛乳頭や毛母細胞などの発毛組織を「破壊」します。
メラニン色素の多い成長期に施術すれば、より高い脱毛効果が得られます

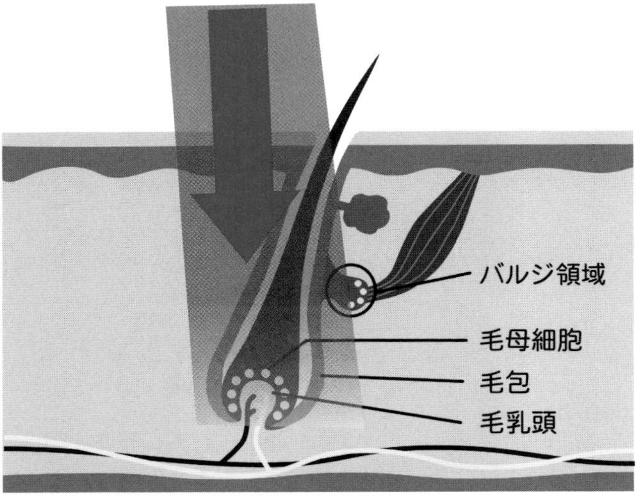

メラニン色素の黒色に反応して発熱し、毛球部の毛乳頭や毛母細胞を破壊する。毛球部付近の熱温度は約200℃にのぼるため、皮膚内でやけどを起こす危険も。そのため、医師、あるいは医師の管理下にある看護師のみが施術できる

ニードル脱毛

毛穴に直接針を刺して電流を流し、毛球部の発毛組織を破壊

ニードル脱毛は、毛球部を破壊するために、毛穴に針を刺して電流を流します。毛穴を拡げて針を刺して電流を流したり、ピンセットなどで毛を引っ張ったりするため、ほかの施術に比べ痛みが大きく、麻酔をする場合もあります。
発毛組織に直接アプローチして破壊するため、ほかの脱毛方法に比べて脱毛効果が高いとされています

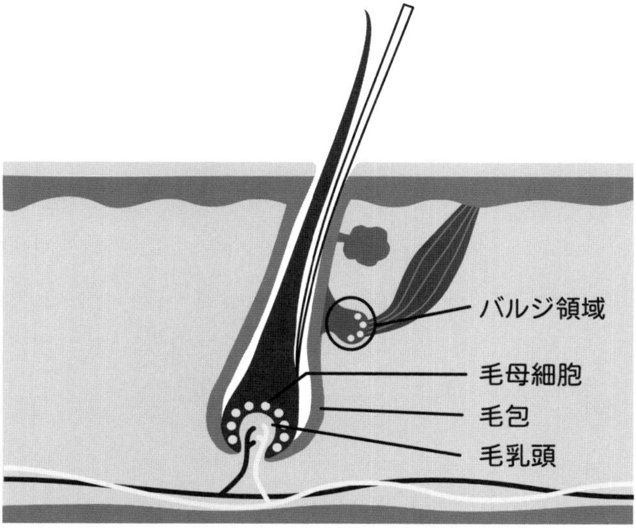

光脱毛は毛質や肌の色によっては脱毛効果が得にくい場合があるが、ニードル脱毛は発毛組織を直接破壊するため、それらの条件に左右されにくい。
光脱毛やレーザー脱毛では、毛が抜けるまでに施術後１～２週間かかるが、ニードル脱毛では施術直後には毛がない状態に。成長期での施術が好ましいとされている。
医師、あるいは医師の管理下にある看護師のみが施術できる

IPL脱毛

IPL : Intense Pulsed Light
(インテンス・パルス・ライト)
〈熱破壊式脱毛〉

IPL＞SHRの強いエネルギー量を持つ光で、毛球部にダメージを与える

SHR脱毛に比べて「強い」エネルギー量を持つ光を、メラニン色素をターゲットとして照射。メラニン色素の黒色に反応して熱を発生させ、その熱で毛乳頭や毛母細胞領域にダメージを与えます。メラニン色素をターゲットとするため、有効なのはメラニン色素がある成長期の毛のみです

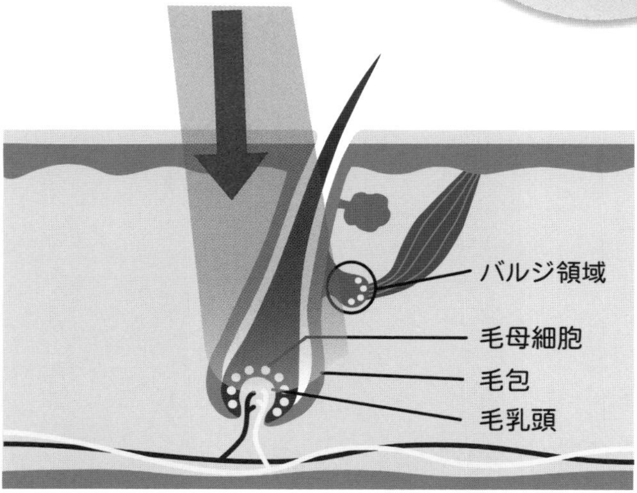

熱温度は約100℃。毛球部にダメージを与えることができる強いエネルギー量を持つ光だけに、発光の瞬間にチクッとした痛みが伴う。
あごひげなどの剛毛にも有効だが、「2〜3分程度は我慢できるが、それ以上は我慢しづらい」という声も多い。
また、メラニン色素をターゲットとするため、メラニン色素を多く含む日焼けした肌や、ほくろなどはやけどの危険性がある

IPL脱毛

より強いエネルギー量で、皮膚の深くにあるメラニン色素をターゲットにする。メラニン色素の黒色に反応させることで熱を発生させ、その熱が毛乳頭や毛母細胞領域にダメージを与える仕組み

●IPL脱毛とSHR脱毛の違い

機器の構造自体は、IPL脱毛とSHR脱毛は基本的には同じ。光の波長やパルス幅、発生させるエネルギー量が異なる

SHR脱毛

SHR : Super Hair Removal
(スーパー・ヘア・リムーバル)
〈蓄熱式脱毛〉

毛の生成を促す指令を出すバルジ領域にダメージを与える

IPL脱毛に比べて「弱い」エネルギー量を持つ光を照射し、毛を作るのに必要な指令を出すバルジ領域に熱を蓄積してダメージを与えることで、「これから生えてくる毛」をなくしていく脱毛方法です。エネルギー量が弱いぶん皮膚へのダメージや痛みが少ない半面、施術回数は若干多くなります

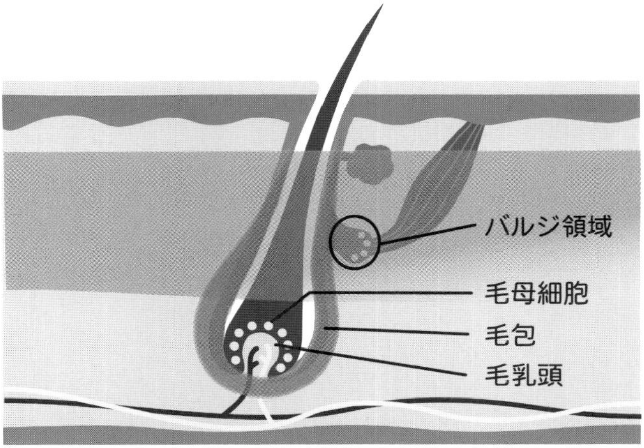

熱温度は約60～70℃。メラニン色素をターゲットとしないため、毛周期を気にせず施術できる。メラニン色素量が少ないうぶ毛や細毛、色の薄い毛などにも効果がある。

また、毛の生成を促す指令を出すバルジ領域にダメージを与えることにより、脱毛だけでなく「抑毛(毛が生えるのを抑える)」効果も得られる

SHR脱毛　意図的にIPL脱毛よりエネルギー量が弱く調節されている。皮膚の深くまでは届きにくいが、皮膚内の毛の黒色に反応して熱を発生し、その熱で主に皮膚内中部に位置するバルジ領域にダメージを与える仕組み

まとめ

脱毛方法の特徴一覧

脱毛する目的にあった方法を選ぶことが大切

脱毛方法の違いとそれぞれの特徴を下記にまとめました。

痛みの度合い、やけどなどのリスク、必要な施術回数などがそれぞれ異なります。脱毛を完了したい時期はいつか？　痛みややけどなどに対する不安とどうつき合うのか？　脱毛方法の違いと特徴を見極めながら、目的にあった方法を選択してください

◆脱毛方法の違いとそれぞれの特徴

	医療脱毛		美容脱毛	
定義	毛球部やバルジ領域を破壊する		毛球部やバルジ領域にダメージを与える	
脱毛方法	レーザー脱毛	ニードル脱毛	IPL 脱毛 (熱破壊式脱毛)	SHR 脱毛 (蓄熱式脱毛)
	レーザー	極細針	光	光
熱温度	約 200℃	—	約 100℃	約 60℃～ 70℃
作用する対象	毛球部 or バルジ領域	毛球部	毛球部にダメージを与えることをめざす 結果的にバルジ領域にも作用する	バルジ領域
痛みの程度	大	極大	中	小
機器が持つやけどのリスク	大	—	中	小
必要な施術回数	少	少	レーザーより多くなりやすい SHRより少なくなりやすい	IPLよりさらに多くなりやすい

素朴な疑問
コラム

Q. ワックス脱毛って、永久脱毛じゃないんですか？

A. 一括りに「脱毛」と表現されがちですが、「脱毛」には段階があります。

永久脱毛＝
医療脱毛（レーザー脱毛・ニードル脱毛）
毛が再生することがないように毛球部を破壊する脱毛方法で、医療脱毛（レーザー脱毛・ニードル脱毛）がこれに相当します。ただし、100％毛が生えてこないことを保証するものではありません。

ワックス脱毛≠永久脱毛
ワックス脱毛は、「毛を毛根から抜く」脱毛方法の一つです。しかし、バルジ領域や毛球部などの毛を生やす組織にダメージを与えることはありませんので、毛は必ず再生します。

除毛クリーム・カミソリ＝除毛
毛のたんぱく質に作用して「毛を溶かす」処理をする除毛クリームや、カミソリで皮膚表面に出ている「毛を切る」処理は、毛を生やす組織や毛根などには全く影響しないため、「除毛」とされます。

美容脱毛（IPL脱毛・SHR脱毛）≠
永久脱毛
バルジ領域や毛球部にダメージを与えることで毛の再生を抑制する脱毛方法です。バルジ領域・毛球部を破壊するわけではないので「永久脱毛」ではありません。

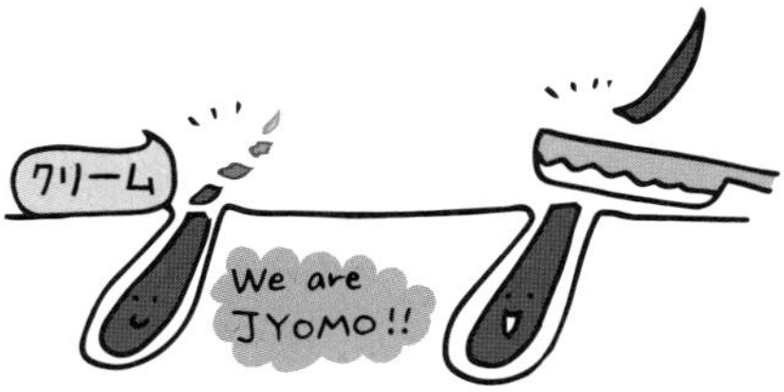

除毛のメリット

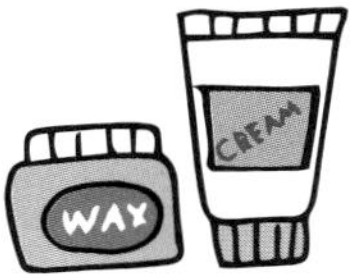

- カミソリや除毛クリームで手軽に行える
- すぐに皮膚表面の毛を処理できる即効性がある
  除毛クリーム：クリームを塗って約10分で除毛可能

除毛のデメリット

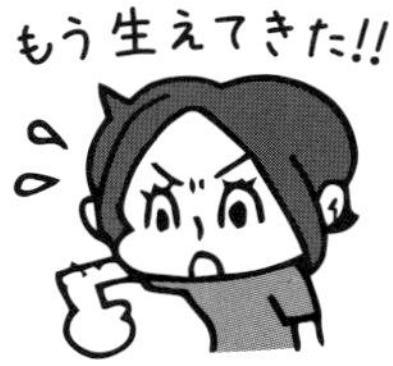

- 処理頻度が多い
- 肌の表面に出ている毛を除去するだけなので、定期的に処理が必要
- 肌が弱い人は、肌にダメージを受ける場合がある
  カミソリ：カミソリ負け
  クリーム：肌荒れ　など

ところで、家庭用脱毛器って、どーなん??

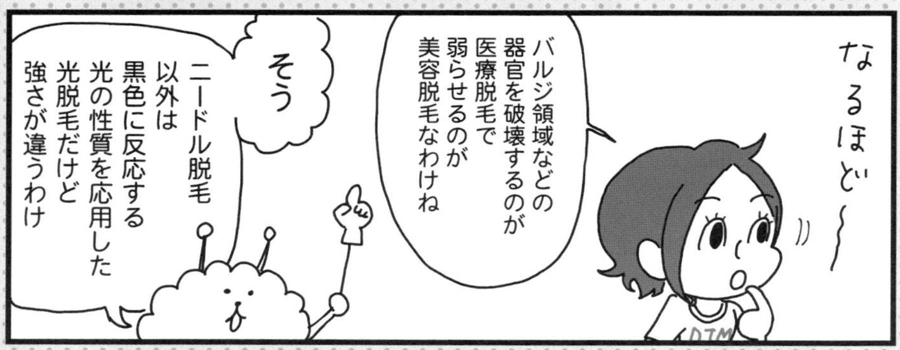
なるほど〜
バルジ領域などの器官を破壊するのが医療脱毛で弱らせるのが美容脱毛なわけね
そう
ニードル脱毛以外は黒色に反応する光の性質を応用した光脱毛だけど強さが違うわけ

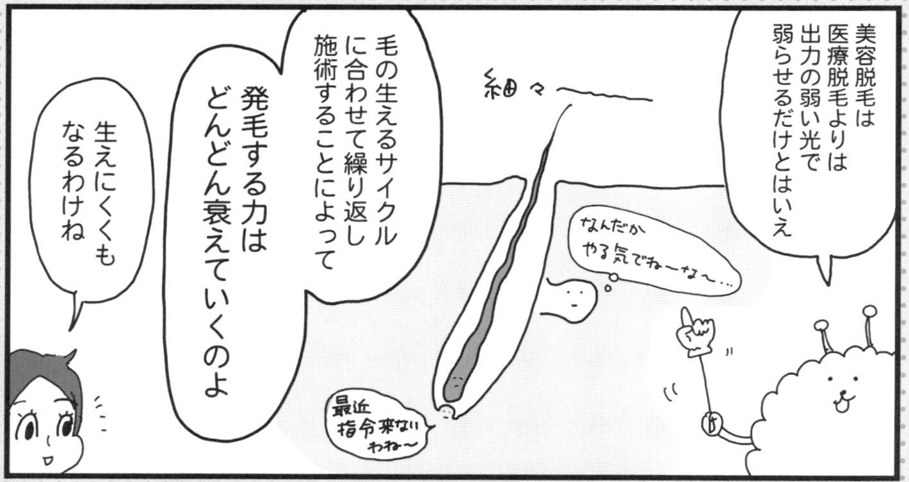
美容脱毛は医療脱毛よりは出力の弱い光で弱らせるだけとはいえ
細々〜
なんだか やる気でね〜な〜…
毛の生えるサイクルに合わせて繰り返し施術することによって
発毛する力はどんどん衰えていくのよ
最近 指令来ないわね〜
生えにくくもなるわけね

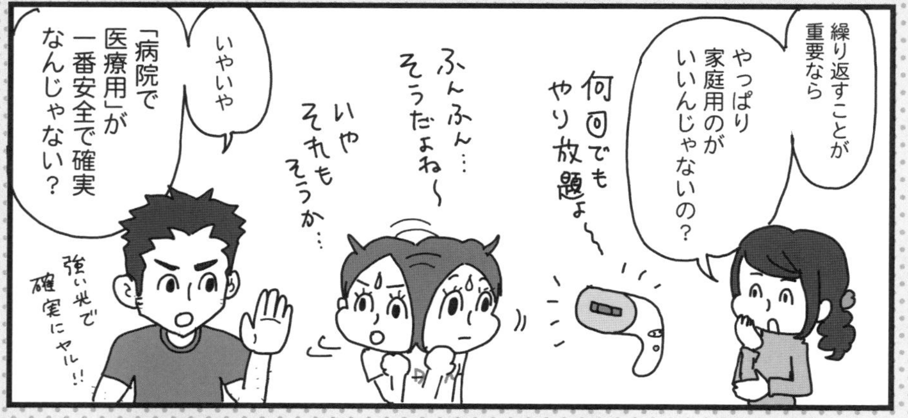
繰り返すことが重要なら
やっぱり家庭用のがいいんじゃないの?
何回でもやり放題よ〜
ふんふん… そうだよね〜
いや それもそうか…
いやいや
「病院で医療用」が一番安全で確実なんじゃない?
強い光で確実にヤル!!

Q 「家庭用脱毛器」は、ホントに脱毛できるの？

A 家庭用脱毛器は、安全を優先して「光のエネルギー」が抑えられています

家庭用脱毛器は、やけどなどのトラブルを避けるために、安全を期して「光のエネルギー」を抑えて作られています。そのぶん、医療脱毛や美容脱毛に比べて効果は現れにくく、結果が出るまで長期間を要するケースが多いようです。
早く脱毛したいがために、適正回数以上に光照射を繰り返すと、やけどを起こす危険があります

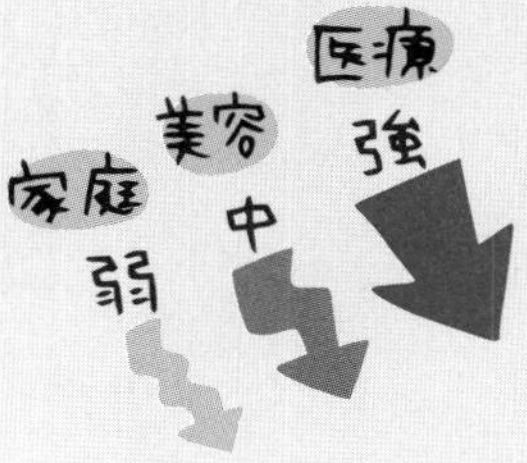

A 正しく家庭用脱毛器を使用しても、「事前処理」ができていなければ効果はない

家庭用脱毛器でも、施術前に毛を剃る事前処理が必要です。「家で簡単にできるエステ機器」という感覚で、つい事前処理を怠ったり、毛の剃り方が十分でなかったりすれば、表面の毛が光を吸収するだけで皮膚内に熱が発生することはなく、脱毛効果は得られません。

また、過度の照射によって、皮膚表面にやけどを起こす場合もあります

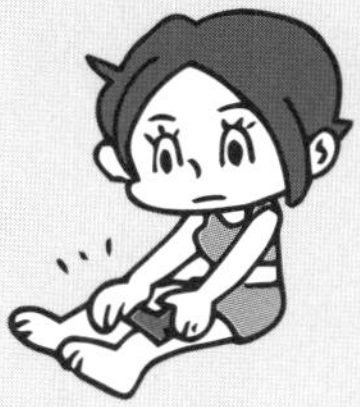

Q 「医療用脱毛」の方が安全なの？

A 脱毛トラブルの大半は「やけど」。病院ならその対応をしてもらえます。しかし、医療脱毛が「やけどのリスク」が最も高いのも事実です。

医師、または医師の管理下で看護師が施術を行うのですから、美容脱毛や家庭用脱毛器による施術に比べて、信頼感・安心感は絶大です。また、仮にやけどを負ったとしても、その病院でやけどの治療を受けることもできます。

しかし、もともと「そうした特殊な技術を要するほどにリスクを伴う施術方法」だからこそ、有資格者による施術が必要なのも事実です

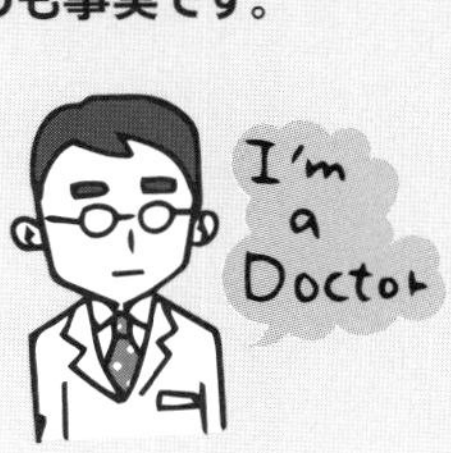

第3章

部位別に考える

美容脱毛の施術のポイント

脱毛したい部位によって、施術回数や痛みが変わるってホント？

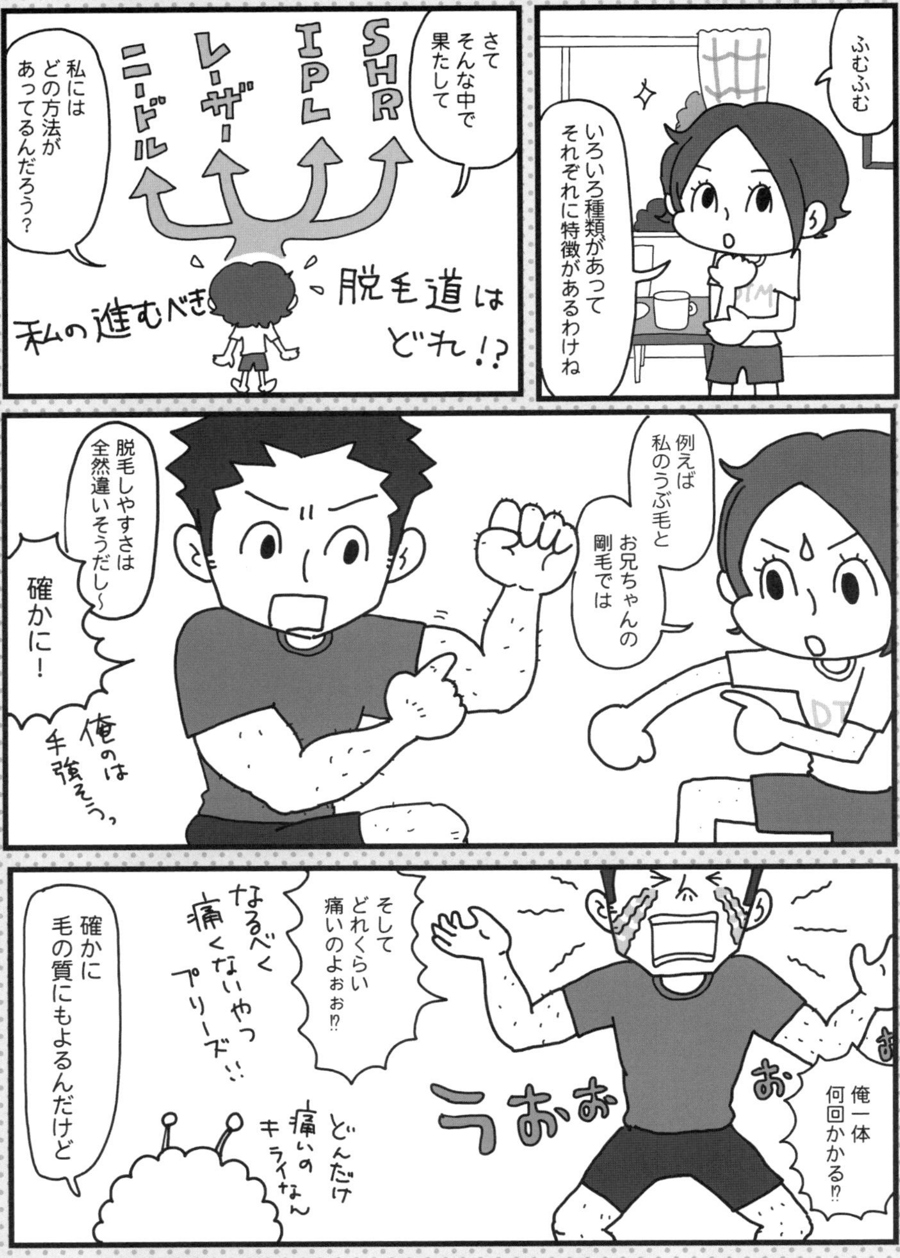
ふむふむ
いろいろ種類があって それぞれに特徴があるわけね
さて そんな中で 果たして
SHR
IPL
レーザー
ニードル
私には どの方法が あってるんだろう？
私の進むべき脱毛道はどれ！？
例えば 私のうぶ毛と お兄ちゃんの 剛毛では
脱毛しやすさは 全然違いそうだし〜
確かに！
俺のは手強そう…
俺一体 何回かかる⁉
うおおおお
そして どれくらい 痛いのよぉぉ⁉
なるべく 痛くないやつ プリーズ!!
確かに 毛の質にもよるんだけど
どんだけ痛いのキライなん

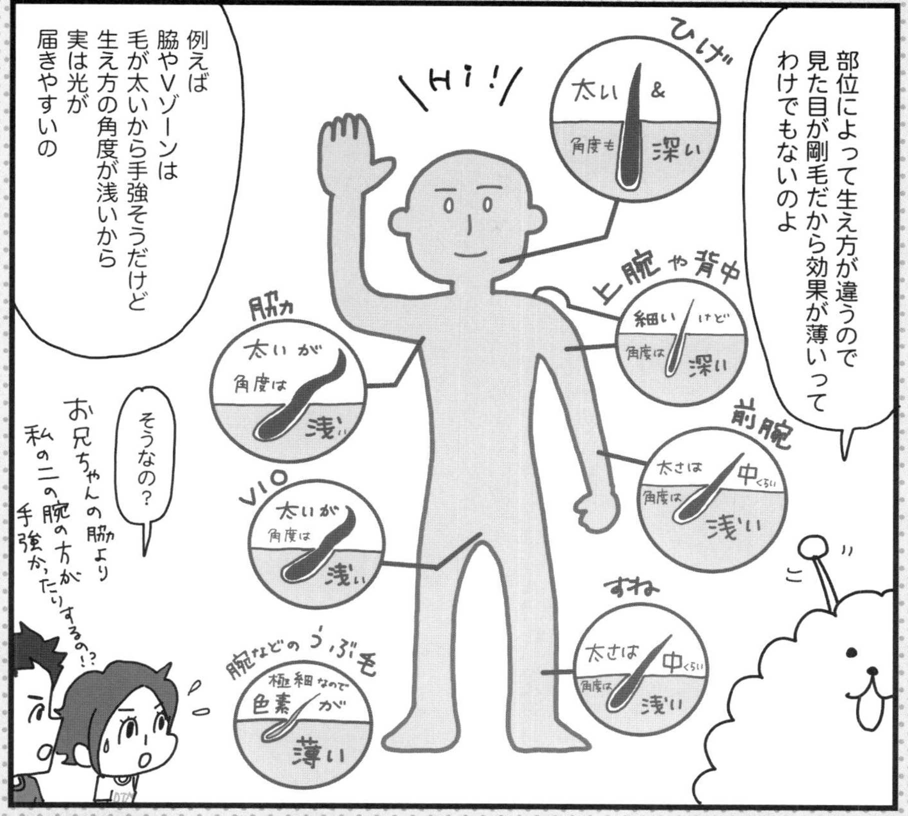
部位によって生え方が違うので
見た目が剛毛だから効果が薄いって
わけでもないのよ
ひげ
太い & 角度も 深い
＼Hi!／
上腕や背中
細い けど 角度は 深い
前腕
太さは 中くらい 角度は 浅い
すね
太さは 中くらい 角度は 浅い
腕などのうぶ毛
極細なので 色素が 薄い
脇
太いが 角度は 浅い
VIO
太いが 角度は 浅い
例えば
脇やVゾーンは
毛が太いから手強そうだけど
生え方の角度が浅いから
実は光が
届きやすいの
そうなの?
お兄ちゃんの脇より
私の二の腕の方が
手強かったりするの!?

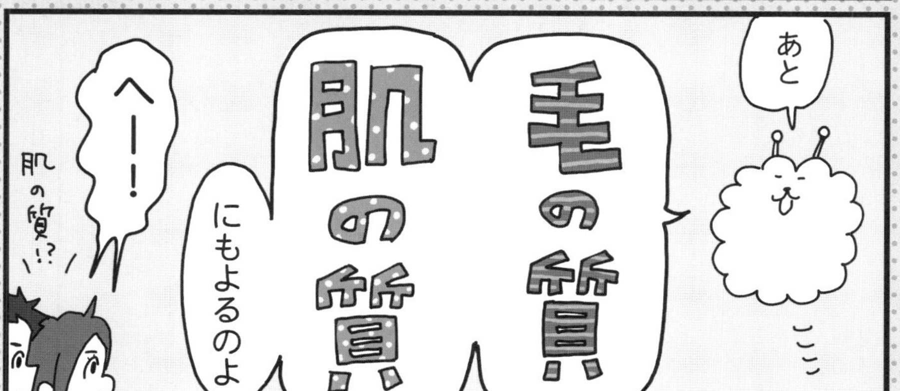
あと
毛の質
肌の質
にもよるのよ
へーー!
肌の質!?

初めての美容脱毛基礎知識

脱毛したい部位はどこ？

初めての脱毛では、自分の脱毛したい部位が「どれくらいの期間で脱毛できるのか」「痛みはどれくらいか」など、わからないことがいっぱいです。そこで、まず部位ごとの概要をご紹介します

※回数は、SHR脱毛での脱毛完了までの施術回数の目安です。脱毛効果には個人差があるため、回数は増減することがあります

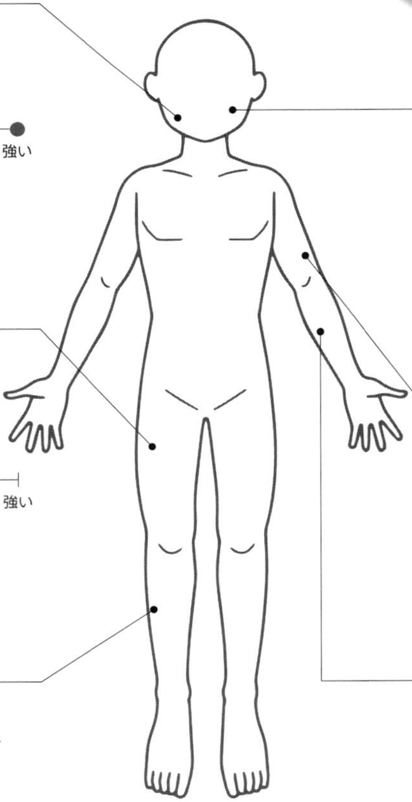

ひげ・顔（メンズ）

肌質　皮脂が出やすい
毛質　毛の太さは太め、皮毛角は大きめ
回数　15～20回程度
痛み　軽い　中くらい　強い

詳しくは55ページへ

顔（レディース）

肌質　乾燥とオイリーの混合
毛質　毛の太さは細め、皮毛角は大きめ
回数　12～14回程度
痛み　軽い　中くらい　強い

詳しくは54ページへ

太もも

肌質　皮下脂肪が多く、刺激に弱い
毛質　毛の太さは細め、皮毛角は小さめ
回数　10～12回程度
痛み　軽い　中くらい　強い

詳しくは58ページへ

二の腕

肌質　外側は乾燥しがち
毛質　毛の太さは細め、皮毛角は大きめ
回数　8～10回程度
痛み　軽い　中くらい　強い

詳しくは56ページへ

すね

肌質　むくみやすい
毛質　毛の太さは中くらい、皮毛角は小さめ
回数　8～10回程度
痛み　軽い　中くらい　強い

詳しくは59ページへ

腕（ひじ下）

肌質　乾燥しやすい
毛質　毛の太さは中くらい、皮毛角は小さめ
回数　6～8回程度
痛み　軽い　中くらい　強い

詳しくは57ページへ

脱毛できない部位はある？

耳の穴、鼻の穴、まゆ、まぶたなどは、脱毛できません

皮毛角って何？

皮毛角とは、皮膚と毛の角度です。角度が大きいと皮膚に対して垂直に毛が生えており、角度が小さいと皮膚と平行に毛が生えていることを示します

背中

- 肌質　皮脂が出やすい
- 毛質　毛の太さは細め、皮毛角は大きめ
- 回数　8〜10回程度
- 痛み　●———|———|（軽い　中くらい　強い）

詳しくは62ページへ

うなじ

- 肌質　皮膚が薄い
- 毛質　毛の太さは細め、皮毛角は大きめ
- 回数　6〜8回程度
- 痛み　●———|———|（軽い　中くらい　強い）

詳しくは61ページへ

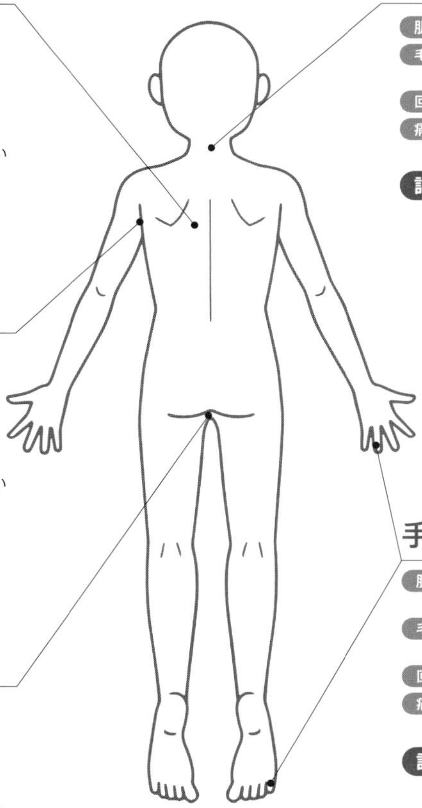

脇

- 肌質　蒸れやすい
- 毛質　毛の太さは太め、皮毛角は小さめ
- 回数　5〜8回程度
- 痛み　|———●———|（軽い　中くらい　強い）

詳しくは63ページへ

手指・足指

- 肌質　どちらかといえば乾燥しやすい
- 毛質　毛の太さは細め、皮毛角は小さめ
- 回数　6〜8回程度
- 痛み　●———|———|（軽い　中くらい　強い）

詳しくは60ページへ

VIO

- 肌質　皮膚が薄くデリケート
- 毛質　毛の太さは太め、皮毛角は小さめ
- 回数　12〜20回程度
- 痛み　|———|———●（軽い　中くらい　強い）

詳しくは64ページへ

なぜ部位によって脱毛完了までの目安回数が違う？

IPL脱毛やSHR脱毛といった光脱毛は、メラニン色素に反応する光を使用する脱毛方法です。黒や茶色などの毛の色は、メラニン色素によるもの。濃い色の毛を標的にして光を照射し、光照射により生じる熱により脱毛を行います。毛の太さ、色や皮毛角（毛の生え方）、肌の色によって、光の反応のしやすさが変わるため、脱毛完了までの回数も変化します

光の反応を左右する４つの条件

	反応しやすい	反応しにくい
毛の太さ	太い	細い
毛の色	濃い・黒い	薄い・白い
皮毛角	小さい	大きい
肌の色	色白	色黒

毛の太さ

毛が太い

光が反応しやすい

太い毛は、メラニン色素も多く、光が反応しやすい傾向にあります。光が集まり過ぎて、熱くなり過ぎるのを避けるため、照射は低めの出力で行われます。低い出力でも、脱毛に適した十分な熱が加わります

毛が細い

光が反応しにくい

細い毛は、メラニン色素も少なく、光が反応しにくい傾向にあります。肌の色が白い場合や毛の色が薄い場合には高めの出力で、肌の色が濃い場合や毛の色が濃い場合には低めの出力で照射が行われます

毛の色

毛の色が濃い

光が反応しやすい

毛の色が黒や茶色など濃い場合には、メラニン色素が多いため、光が反応しやすいです

毛の色が薄い

光が反応しにくい

金髪や白髪など毛の色が薄い場合には、メラニン色素も少ないため、光が反応しにくいです

皮毛角

皮毛角が小さい

光が反応しやすい

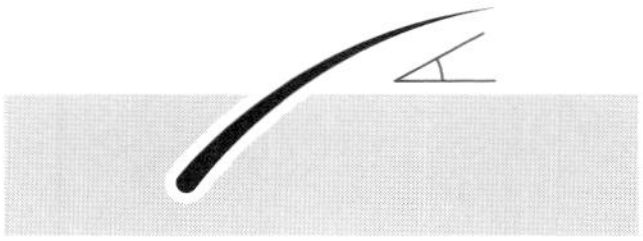

IPL脱毛では毛球部に、SHR脱毛ではバルジ領域に、光によるダメージを与えることで脱毛を促します。皮毛角が小さいと、照射した光が皮膚表面から毛球部やバルジ領域まで直接到達しやすいです

皮毛角が大きい

光が反応しにくい

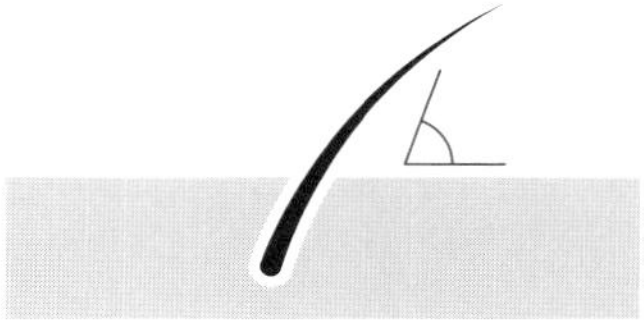

IPL脱毛では毛球部に、SHR脱毛ではバルジ領域に、光によるダメージを与えることで脱毛を促します。皮毛角が大きいと、照射した光が毛に吸収され、皮膚表面から毛球部やバルジ領域まで到達しにくくなります

肌の色

色白

光が反応しやすい

肌の色が薄い場合には、照射した光が、ほかへ逃げることなく、毛のメラニン色素へと集中するため、光が反応しやすいです

色黒

光が反応しにくい

肌の色が濃い場合には、毛のメラニン色素だけでなく、皮膚のメラニン色素にも光が反応してしまいます。皮膚が熱くなり、やけどなどのトラブルになる可能性もあります

美容脱毛 施術の基本

脱毛サロンで行われる施術を予習しよう

実際に脱毛サロンへ行くと、どのような施術が行われるのでしょうか。光脱毛の基本的な施術方法や流れを知って、安心してサロンへ行きましょう

具体的な施術方法

脱毛したい部位の皮膚表面にジェルを塗布し、その上から機器を密着させて光を照射していきます。光を複数回照射することにより、毛球部やバルジ領域にダメージを与えます。光の照射後は、肌への負担軽減と痛みの緩和のために冷却します。また、施術時に一時的に赤みが出た場合には、冷たいタオルで冷やすこともあります

※ジェルを塗ることで、冷却効果や施術時に皮膚の滑りをよくしてやけどを防ぐ効果があります。脱毛機器の機種によっては、ジェルを塗布しない場合もあります

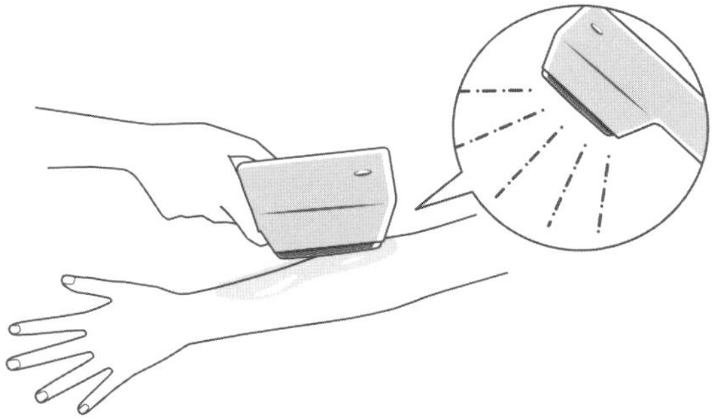

肌の状態によって変わる施術方法や痛み

健康な肌

特に注意点はなく通常の施術を実施

肌にトラブルがない場合は、特別な対応はなく、通常通りの施術が行われます

肌が乾燥しているとき

痛みを感じやすくなっています

肌が乾燥しているときには、熱や刺激を感じやすく、照射後にかゆみが出る場合もあります。照射時には痛みの確認が注意深く行われます

肌に皮脂が多いとき

皮脂を拭き取ってから施術します

皮脂が多いと光が皮膚内部まで届きにくくなるため、光を照射する前に、タオルや精製水で皮脂の拭き取りが行われます

脱毛施術の流れ

※ IPL 脱毛も SHR 脱毛も同様の流れです

1 施術前の肌の状態を確認

肌にかゆみなどの症状がないか確認が行われます

ほくろや赤みがあるときは…

ほくろや赤み、色素沈着などがあるところは、光を照射できません。光を照射しない部分には、テープなどを貼りつけて光が届かないように保護します

肌に皮脂が多いときは…

皮脂が多いと光が皮膚内部にまで届きにくくなるため、光を照射する前に、タオルや精製水で皮脂の拭き取りが行われます

2 脱毛する部位にジェルを塗布

脱毛する部位に、ジェルを均一に塗布します

なぜジェルを塗るの？

脱毛の施術は、肌に照射ヘッドを密着させて、肌の上を移動させながら光を照射していきます。機器が肌の上をスムーズに滑りやすくするため、ジェルを塗布します。脱毛後は肌が乾燥しやすくなっているため、保湿効果の高いジェルを使用しているサロンもあります

3 光を照射

脱毛する部位に、光を照射していきます

照射中は痛みの確認が行われます

部位によっては、光照射により生じる熱で肌に強い痛みを感じることもあります。そのため、照射時には痛みの確認が注意深く行われます

4 ジェルを拭き取って終了

おつかれさまでした！

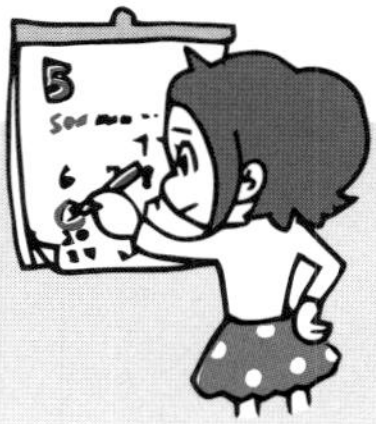

途中でやめると毛が濃くなることも!?　脱毛は定期的に通いましょう

光脱毛の光には、細胞を活性化する働きがあります。そのため、脱毛が完了する前に、2～3回程度の施術で通うのをやめてしまうと、毛根周辺の細胞が活性化されて毛が濃くなり、逆効果となる可能性があるので気をつけましょう

Before

脱毛施術前のQ&A

Q1 施術前に汗をかいても大丈夫？

○ 大丈夫です

汗を拭き取ってから施術します

そのまま施術すると、汗の雑菌が、光照射によりできた皮膚の小さなダメージに入ってしまう可能性もあるため、汗をきれいに拭き取り、肌を清潔にしてから施術が行われます

Q2 施術前にUVクリームを塗っても大丈夫？

× NGです

UVクリームは塗らないで！

UVクリームを塗っていると、皮膚の表面で光がストップしてしまい、毛球部やバルジ領域まで光が届きません。光による熱も皮膚の表面で止まるため、やけどをする可能性もあり危険です

Q3 施術前に保湿クリームを塗っても大丈夫？

× NGです

保湿クリームは塗らないで！

施術時には、照射ヘッドの滑りをよくするために肌にジェルを塗ります。そのジェルと保湿剤が反応してジェルが溶けてしまうことがあるため、施術当日は、保湿クリームは使用しないでください

Q4 体を締めつける服や下着をつけてもいい？

△ 避けるのがベター

ゆったりした服装がおすすめ！

服や下着による締めつけは、そこまで気にする必要はありません。しかし、脱毛後の皮膚は摩擦を避けた方がよいため、ゆったりした服や下着がおすすめです

After

脱毛施術後の注意点

日焼けはNG！　UVケアを

**日焼けをすると、
脱毛がしにくくなります**

日焼けをして肌にメラニン色素が増えると、光が肌のメラニン色素と反応してしまうため、毛球部やバルジ領域まで光が届かず、脱毛効果が低下します。また、光が肌のメラニン色素と反応することで、やけどをする可能性もあります

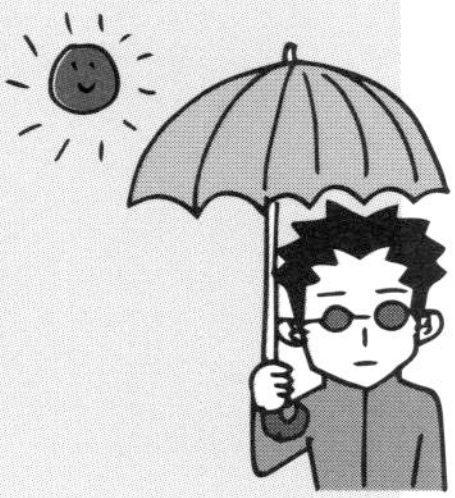

毛抜きは使用しないで

**脱毛期間中の自己処理は最小限に
毛抜きの使用はNGです**

毛抜きで処理をすると、埋没毛や色素沈着、炎症などの皮膚トラブルを引き起こす原因になります。脱毛期間中は、頻繁な自己処理は控えて、前日または当日のシェーヴィングを推奨します

肌を保湿しましょう

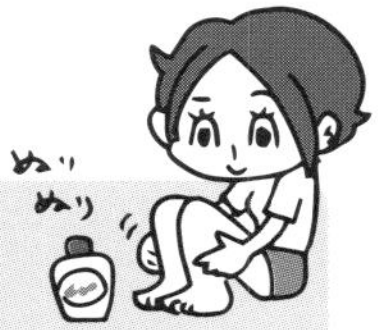

**水分量の減った肌を
保湿で保護して**

光脱毛の施術後は、光による熱で皮膚内部の水分が一時的に少なくなってしまいます。そのため、施術後は保湿をしっかりとするようにしましょう

血行がよくなる行動は控えて

**血流がよくなると
赤みやかゆみの原因に**

赤みやかゆみの原因になるため、運動やサウナ、マッサージなど血行がよくなるような行動は控えましょう

肌を清潔に保ちましょう

**皮脂や汗が多い部位も
優しく洗浄**

皮脂が多い部位、汗をかきやすい部位は清潔に保ちましょう。顔や体を洗うときは、洗浄力や刺激の強い化粧品の使用は控えましょう

**正しい
自己処理で
快適素肌**

脱毛経験のない方必見！
普段の自己処理が肌に与える影響

サロンに通い始める前には、自分で毛の処理を行っている方が多いのではないでしょうか。さまざまな処理方法がありますが、いずれの場合も正しく処理できていないと、肌のトラブルの原因になってしまうことがあります

電気シェーバー

メリット

直接肌にあてて剃り始められ、手軽で使いやすい

正しく処理できていないと

毛を剃る際に肌まで削ってしまう可能性があり、肌が薄くなってしまうこともあります

カミソリ

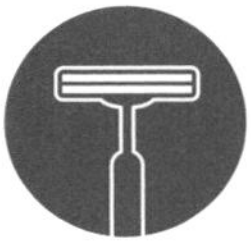

メリット

シェーヴィングフォームなどを塗って一気にキレイに処理できる

正しく処理できていないと

シェーヴィングフォームなどを塗らないと、肌に赤みやかゆみが起こり、肌が傷つくことがあります

除毛クリーム

メリット

クリームを塗ってしばらく待つだけで、毛を溶かして簡単に処理

正しく処理できていないと

毛のたんぱく質を溶かして取り除く仕組みのため、肌のたんぱく質まで傷つけてしまうことがあります

毛抜き

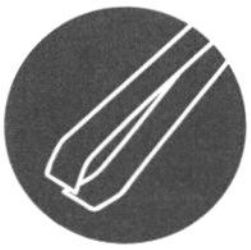

メリット

毛を1本1本ていねいに毛根からしっかり抜ける

正しく処理できていないと

埋没毛や色素沈着、炎症などの皮膚トラブルの原因になります。また、肌が硬くなったり、ブツブツした見た目になったり、黒ずんだりすることもあります

荒れた肌や日焼けした肌は、脱毛に適さないって知ってた？

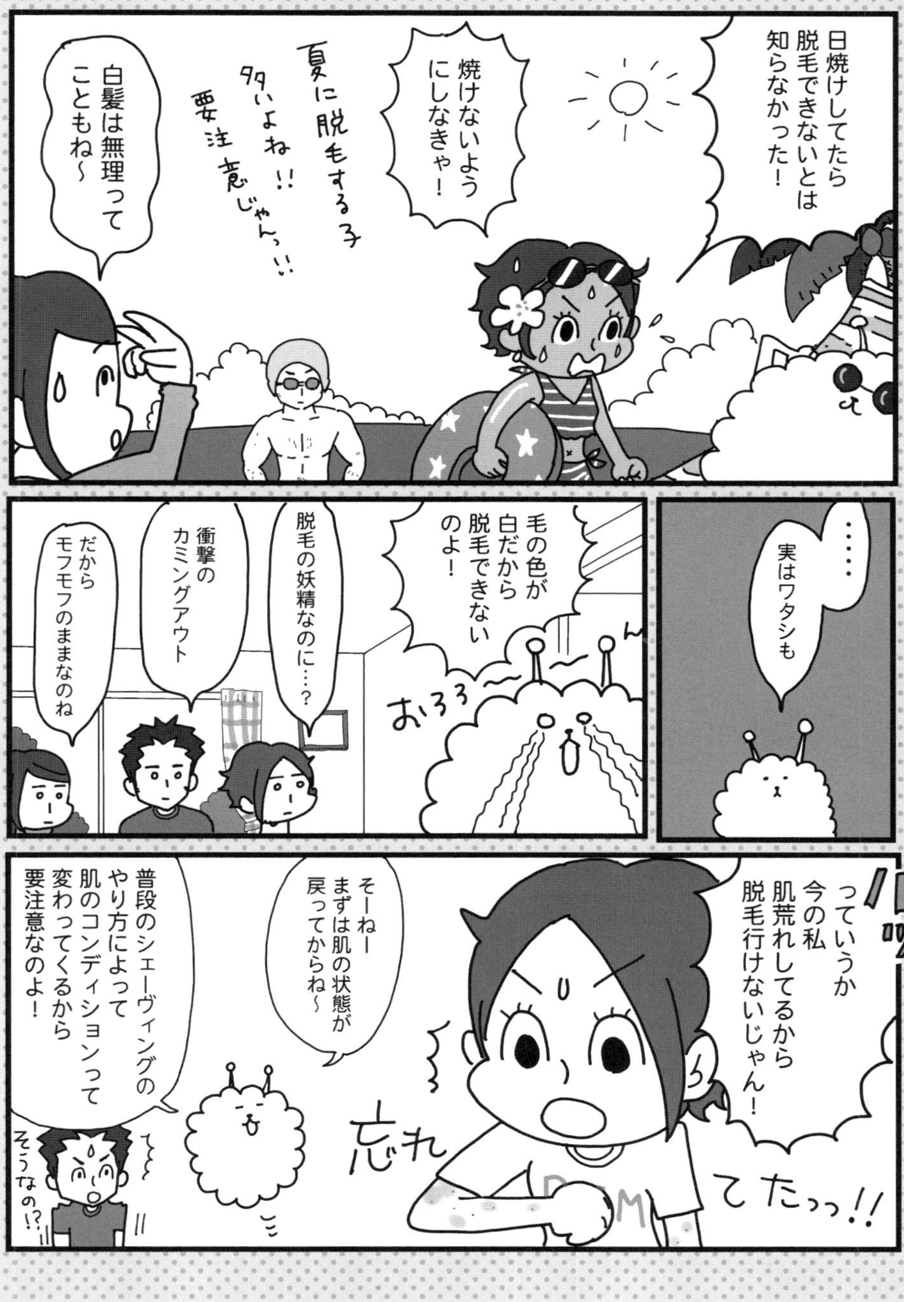
日焼けしてたら脱毛できないとは知らなかった！
焼けないようにしなきゃ！
夏に脱毛する子多いよね!!
要注意じゃん…!!
白髪は無理ってこともね～
……
実はワタシも
毛の色が白だから脱毛できないのよ！
おろろ～～ん
脱毛の妖精なのに…？
衝撃のカミングアウト
だからモフモフのままなのね
ハッ
っていうか今の私肌荒れしてるから脱毛行けないじゃん！
忘れてたっっ!!
そーねー まずは肌の状態が戻ってからね～
普段のシェーヴィングのやり方によって肌のコンディションって変わってくるから要注意なのよ！
そうなの!?

顔 （レディース）

顔の毛は細く、皮毛角も大きいため、光が届きにくい傾向にあります。そのため、痛みはそれほど強くはありませんが、脱毛完了までの施術回数は多くなってしまいます

回数の目安 12～14回程度

施術の痛み 軽い（●）―中くらい―強い

脱毛しやすさ 抜けやすい―中くらい―抜けにくい（●）

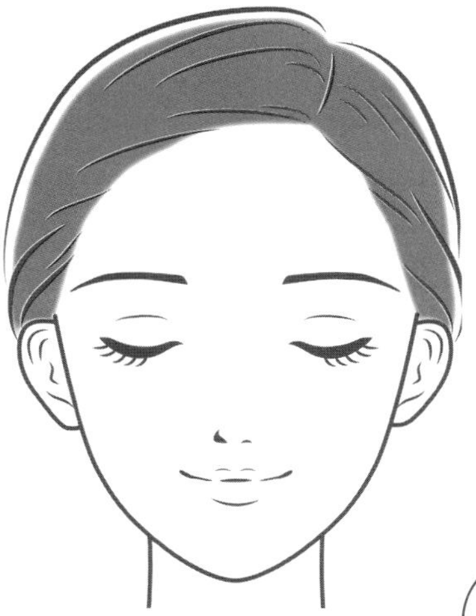

毛の特徴

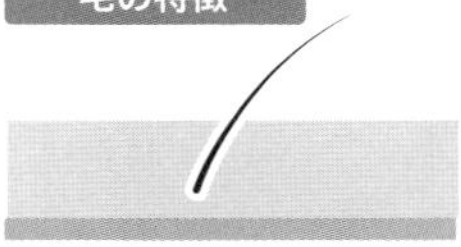

毛の太さは細め、
皮毛角は大きめ

肌の特徴

Tゾーン

額と鼻まわりのTゾーンは、脂漏部位（皮脂腺が多く、分泌がさかんな部位）です

Cゾーン・Uゾーン

目のまわりのCゾーンとフェイスラインのUゾーンは、乾燥しやすく、皮膚の薄い部分です。特にほおは、皮下脂肪も少なく毛細血管拡張しやすい部分です

この部位の肌のありがちトラブル

シミ

シミに光が反応すると、ピリッとやチクッとすることがあります

ニキビ・吹き出物

Tゾーンや Uゾーンには、皮脂のほか、生活習慣の乱れや乾燥によりニキビ・吹き出物ができやすいです

施術のポイント

ニキビを保護します

ニキビには光を照射できません。そのため、施術前にニキビをテープなどでカバーします

目を保護します

コットンやガーゼなどで目を覆います。まゆやまぶたの脱毛はできません

乾燥している場合は、肌に潤いをプラス

乾燥していると光の照射後にかゆみなどが出やすくなるため、照射前に化粧水などで保湿します

施術後のセルフケア

ニキビの悪化に注意

ピーリングなど肌の負担になることは避けましょう。脱毛により毛がなくなると、毛穴に皮脂が溜まりにくくなり、ニキビもできにくくなるといわれています

オイリーな部分は清潔に

肌に汚れが溜まると細菌が繁殖しやすいです。施術によってできた皮膚の小さなダメージに細菌が入ると炎症になるため、肌を清潔に保ちましょう

乾燥している部分は保湿を

脱毛の施術によっていつもより乾燥しやすくなっているため、いつも以上に保湿をしましょう

※回数の目安は、SHR 脱毛を基準とした脱毛完了までの施術回数のおおよその目安です。脱毛効果には個人差があるため増減することがあります

ひげ・顔
（メンズ）

ひげは極太で、皮毛角も大きいため、光が届きにくく脱毛が難しい部位です。毛が太く密度が高いため熱がこもりやすく、ほかの部位より熱く（痛く）感じます

回数の目安　15～20回程度

施術の痛み　軽い ― 中くらい ― 強い（●強い）

脱毛しやすさ　抜けやすい ― 中くらい ― 抜けにくい（●抜けにくい）

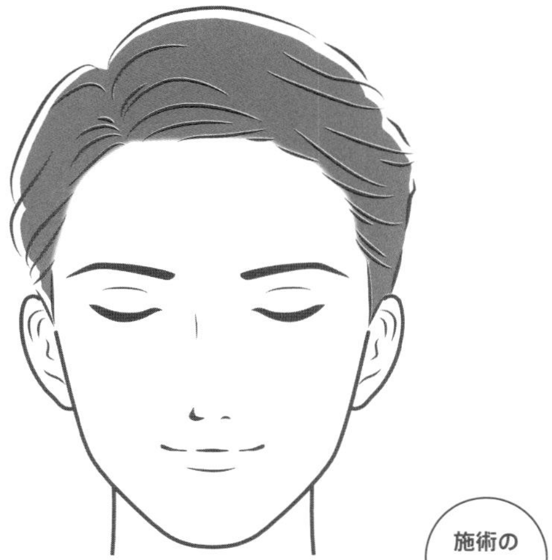

毛の特徴

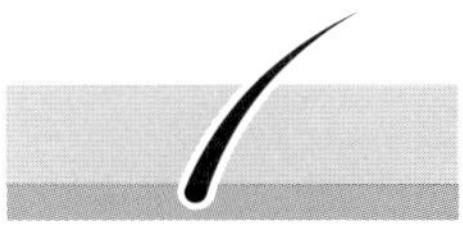

毛の太さは太め、
皮毛角は大きめ。
毛根は肌の深い位置に存在

肌の特徴

皮脂が多め

男性ホルモンの影響もあり、女性に比べて皮脂量が多いです。皮脂過多の場合は、毛穴の角質が肥大閉塞しやすい傾向があります

乾燥しやすい

シェーヴィング後は、角質層が傷つき乾燥し、敏感状態となります

施術のポイント

脱毛後は十分にクーリング

ひげは毛が太く密度が高いため、熱がこもりやすい部位。脱毛後は、十分にクーリングします

オイリーな肌は皮脂を拭き取ってから施術

皮脂が多く肌がテカテカしている場合には、タオルや精製水で皮脂を拭き取ってから施術します

密度の低い部分から施術を

ひげの脱毛は、ひげの濃い鼻下やあごからではなく、一般的に比較的ひげの薄いほおや首から始めます

施術後のセルフケア

洗顔は肌に優しい洗顔料で

皮脂が多いからといって洗浄力の強い洗顔料を使うと肌荒れする場合もあるため注意しましょう

脱毛期間中はスキンケアを

皮脂が多くなる原因として、皮膚内部の水分不足も考えられるため、脱毛期間中は保湿を心がけましょう

この部位の肌のありがちトラブル

カミソリ負け

カミソリ負けは、細菌が原因となることもあるため、清潔なカミソリを使用するようにしましょう

※回数の目安は、SHR脱毛を基準とした脱毛完了までの施術回数のおおよその目安です。脱毛効果には個人差があるため増減することがあります

二の腕

二の腕の毛は、基本的には皮毛角が大きく、光が届きにくい傾向にあります。ただ、毛の流れが複雑なため、脱毛しやすい毛としにくい毛が混在しており、脱毛が完了するまでの期間中は、抜けにくい毛がパラパラと残った状態になることもあります

回数の目安 8～10回程度

施術の痛み ●軽い ―― 中くらい ―― 強い

脱毛しやすさ 抜けやすい ―― ●中くらい ―― 抜けにくい

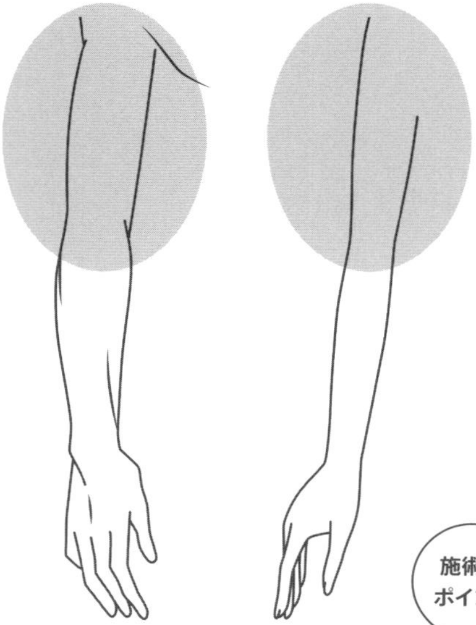

施術のポイント

照射しない部分を保護

ほくろ、傷、色素沈着などがある場合は、施術前に保護シールなどでカバーします

剃り残しは痛みの原因に

二の腕は事前シェーヴィングがしにくく、剃り残しが出やすい場所です。剃り残しがあると、施術時に痛みを感じることがあります

施術後のセルフケア

ボディスクラブの使用は避けて

ブツブツやざらつきが気になるからといって、脱毛後のボディスクラブの使用は控えましょう。赤みやかゆみの原因になる可能性があります

脱毛期間中は保湿を

脱毛期間中は乾燥しやすいため、ボディクリームなどで保湿をするように心がけましょう

毛の特徴

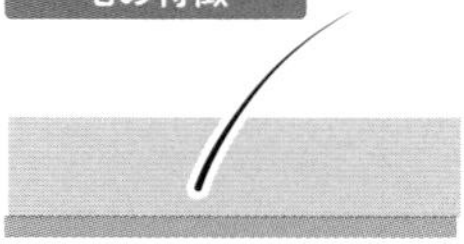

毛の太さは細め、
皮毛角は大きめ

肌の特徴

内側はダメージ少なめ

紫外線、物理的刺激などのダメージが少ない部位で、キメが細かく美しいことが多いです

外側は乾燥しやすい

日焼けしやすく乾燥しがちです

この部位の肌のありがちトラブル

二の腕のブツブツ

二の腕にできる小さなブツブツは、ターンオーバーの乱れによって、古い角質が溜まることで、皮膚が盛り上がりブツブツとした見た目になるものです。痛みやかゆみはほとんどありません。遺伝の影響もあるといわれています

※回数の目安は、SHR脱毛を基準とした脱毛完了までの施術回数のおおよその目安です。脱毛効果には個人差があるため増減することがあります

腕
(ひじ下)

腕(ひじ下)の毛は、太さは中くらいで、皮毛角は小さめになるため、比較的光が届きやすく、脱毛の効果を早く実感しやすいです

回数の目安　6〜8回程度

施術の痛み　● 軽い ―― 中くらい ―― 強い

脱毛しやすさ　● 抜けやすい ―― 中くらい ―― 抜けにくい

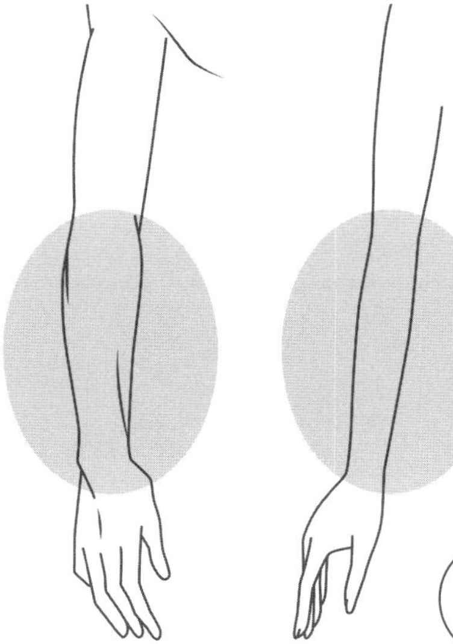

施術のポイント

毛の密度によっては多少痛むことも

毛の密度が高い場合には、光を照射した際に、パチパチとした軽い痛みを感じることもあります

乾燥している場合は、肌に潤いをプラス

乾燥していると光の照射後にかゆみなどが出やすくなるため、照射前に化粧水などで保湿します

照射しない部分を保護

ほくろ、傷、色素沈着などがある場合は、施術前に保護シールなどでカバーします

施術後のセルフケア

ボディスクラブの使用は避けて

脱毛後のボディスクラブの使用は、赤みやかゆみの原因になる可能性があるため控えましょう

乾燥している部分は保湿を

脱毛の施術によっていつもより乾燥しやすくなっているため、いつも以上に保湿をしましょう

毛の特徴

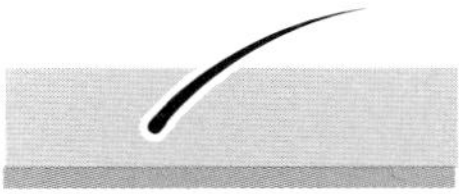

毛の太さは中くらい、皮毛角は小さめ

肌の特徴

乾燥しやすい

腕(ひじ下)は日光にさらされることが多く、外的刺激を受けやすく、乾燥していることが多いです。また、色素沈着しやすい部位です。むくみやすい傾向もあります

この部位の肌のありがちトラブル

日焼け

日焼けしていると、毛のメラニン色素だけでなく、皮膚のメラニン色素にも光が反応し、脱毛効果が低下します。また、光が皮膚のメラニン色素に反応することで、やけどする可能性もあります

※回数の目安は、SHR脱毛を基準とした脱毛完了までの施術回数のおおよその目安です。脱毛効果には個人差があるため増減することがあります

太もも

太ももの毛は、毛の流れがバラバラで複雑なことが多いため、光のあたり方にムラが出やすい傾向があります。施術時の痛みは軽いですが、効果を実感するまでの回数は多くなってしまいます

回数の目安 10〜12回程度

施術の痛み 軽い（●）／中くらい／強い

脱毛しやすさ 抜けやすい／中くらい（●）／抜けにくい

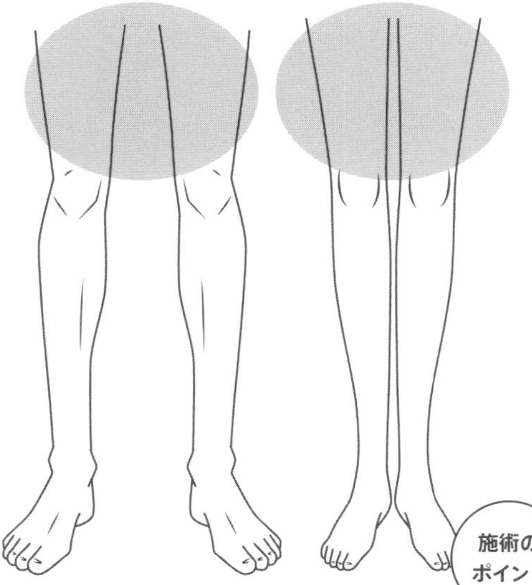

毛の特徴

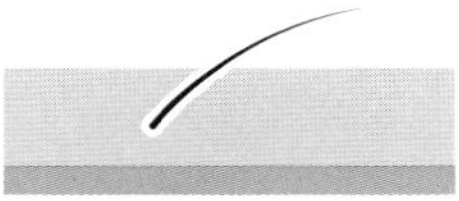

毛の太さは細め、
皮毛角は小さめ

肌の特徴

刺激に弱い

大腿部は、皮下脂肪が多く、内側、外側ともにセルライト、ストレッチマークの出やすい部位です。刺激を受けることは少ない部位ですが、そのぶん刺激には弱く、赤みにつながります

この部位の肌のありがちトラブル

ストレッチマーク

急激に太るといった体型の変化に皮膚がついていけず、皮膚にひび割れのようにできる線のことを指します。ストレッチマークは、太ももやお尻、二の腕など皮下脂肪が多いところにできやすいです

施術のポイント

やけどには十分注意

毛の密度が高い場合や太い毛がある場合には、皮膚に熱がこもりやけどになりやすいため、注意して施術が行われます

照射しない部分を保護

ほくろ、傷、色素沈着などがある場合は、施術前に保護シールなどでカバーします

剃り残しに注意を

太ももは毛流れがバラバラのため事前シェーヴィングがしにくく、剃り残しが出やすい場所です。剃り残しがないように注意しましょう

施術後のセルフケア

ボディスクラブの使用は避けて

脱毛後のボディスクラブの使用は、赤みやかゆみの原因になる可能性があるため控えましょう

脱毛後は締めつけに注意

脱毛後の皮膚は摩擦を避けた方がよいため、ストッキングなどで締めつけ過ぎないようにしましょう

脱毛期間中は保湿を

脱毛期間中は乾燥しやすいため、保湿をするように心がけましょう

※回数の目安は、SHR脱毛を基準とした脱毛完了までの施術回数のおおよその目安です。脱毛効果には個人差があるため増減することがあります

すね

すねの毛は、太さは中くらいで皮毛角も小さめのため、効果を実感するまでの回数も比較的少なめです。毛が太く、密度が高い場合には、痛みを感じやすいこともあります

回数の目安　8～10回程度

施術の痛み　●軽い ― 中くらい ― 強い

脱毛しやすさ　●抜けやすい ― 中くらい ― 抜けにくい

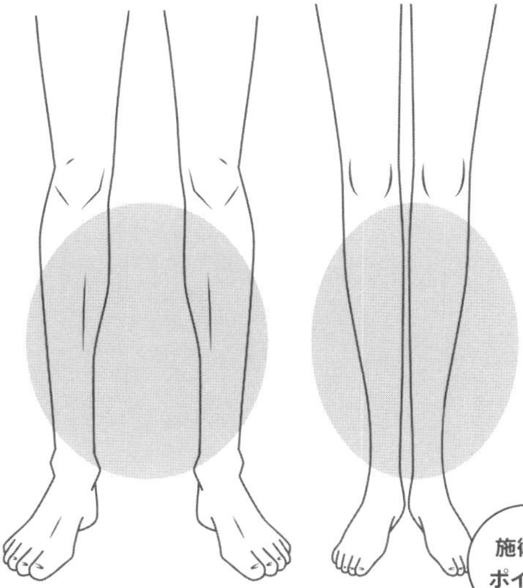

施術のポイント

乾燥している場合は、肌に潤いをプラス

乾燥していると光の照射後にかゆみなどが出やすくなるため、照射前に化粧水などで保湿します

骨の部分は痛いことも

すねの内側の骨（けい骨）に脱毛の機器があたると、ジェルを塗っていてもゴリゴリとした痛みを感じることがあります

施術後のセルフケア

ボディスクラブの使用は避けて

脱毛後のボディスクラブの使用は、赤みやかゆみの原因になる可能性があるため控えましょう

乾燥している部分は保湿を

脱毛の施術によっていつもより乾燥しやすくなっているため、いつも以上に保湿をしましょう

毛の特徴

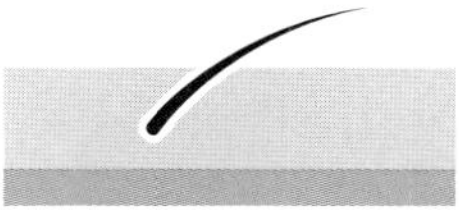

毛の太さは中くらい、
皮毛角は小さめ

肌の特徴

むくみやすい

すねは前面後面で肌の状態が異なることが多いです。また、筋肉量も人により差が出る部位です。むくみが顕著に出やすく、身体状況が肌に現れやすい部位でもあります

この部位の肌のありがちトラブル

埋没毛

埋没毛とは、皮膚の表面の中に埋もれてしまった毛のことです。ひざを含む足は自己処理の頻度が高く、また乾燥しやすい部位のため、肌のバリア機能が弱まり、ターンオーバーが正常に行われなくなると、皮膚の表面の角質層が硬くなり、毛が埋もれてしまいます

※回数の目安は、SHR脱毛を基準とした脱毛完了までの施術回数のおおよその目安です。脱毛効果には個人差があるため増減することがあります

手指・足指

手の甲や指は、脱毛サロンでのカウンセリング時に、お試しで施術を行うことが多い部位です。手指・足指ともに、痛みは比較的軽い傾向にあります

回数の目安 6～8回程度

施術の痛み 軽い ― 中くらい ― 強い（●：軽い）

脱毛しやすさ 抜けやすい ― 中くらい ― 抜けにくい（●：抜けやすい）

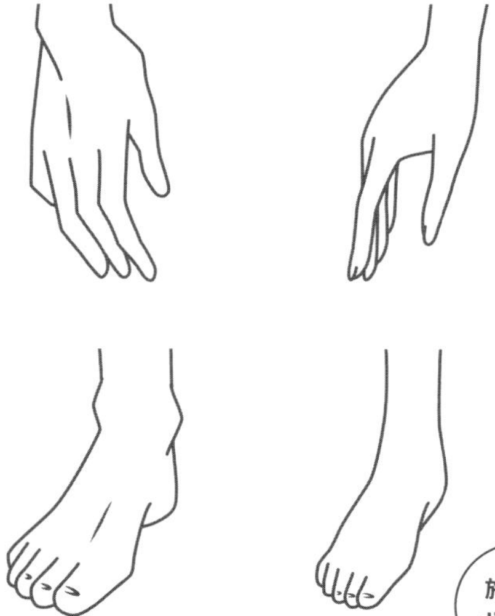

毛の特徴

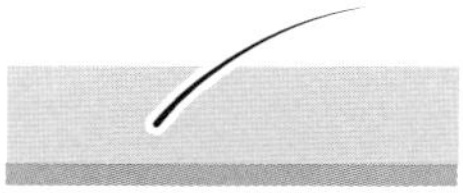

毛の太さは細め、
皮毛角は小さめ

肌の特徴

乾燥しやすい

足裏や手のひらは皮脂腺がないため、そこに続く指は乾燥しがちです。一方、指同士が近いため、蒸れやすいという特徴もあります。つめ周囲の炎症も起きやすいです

この部位の肌のありがちトラブル

手荒れ

空気の乾燥や気温の低下、手洗いや水仕事などによって皮脂が奪われることにより、ひび割れ、あかぎれ、かゆみなどが起こりやすいです

水虫

水虫などの感染症にかかることもあります

施術のポイント

爪には照射しない

爪には光があたることのないよう、注意深く照射が行われます

指の丸みに合わせて照射

手指・足指はほかの部位に比べて細いため、指の丸みに合わせて、ていねいに照射するようにします

手荒れ部分は照射しない

手荒れがある場合は、施術前に保護テープなどでカバーするか、照射を避けます。また、ほくろ、傷、色素沈着などがある場合は、保護シールなどでカバーします

施術後のセルフケア

脱毛後はこまめな保湿を

手洗いや消毒などにより、乾燥したり皮膚が敏感になったりしている可能性があるため、脱毛後はこまめに保湿をするようにしましょう

※回数の目安は、SHR 脱毛を基準とした脱毛完了までの施術回数のおおよその目安です。脱毛効果には個人差があるため増減することがあります

うなじ

うなじの毛は、細い毛が多く、痛みの程度は軽め。脱毛効果を実感するまでの回数も少なめです。ただ、成長しきった太めの毛が混ざっていることがあり、その場合は、パチパチとした軽い痛みを感じることがあります

回数の目安　6〜8回程度

施術の痛み　●軽い ― 中くらい ― 強い

脱毛しやすさ　●抜けやすい ― 中くらい ― 抜けにくい

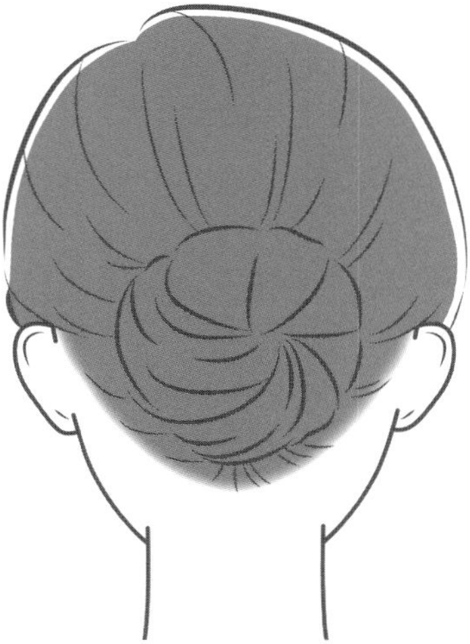

施術のポイント

髪を光の照射からカバー

髪の毛に照射ヘッドがあたらないように、テープやコットンなどで隠して照射が行われます

事前シェーヴィングは理容師などプロに任せて

うなじは、自分で直接見ることができず、また、どこまで剃ってよいかの判断も難しい部位です。事前シェーヴィングは自己処理で行うのではなく、うなじの形（デザイン）を熟知した理容師などプロに任せるのがおすすめです

施術後のセルフケア

首まわりのUVケアも忘れずに

紫外線の強い時期は、日焼け止めを首まわりも塗るなどしてUVケアをしましょう

施術後は首まわりもスキンケアを

脱毛後は皮膚内部の水分が奪われ、乾燥しやすくなっているため、首まわりを保湿しましょう

毛の特徴

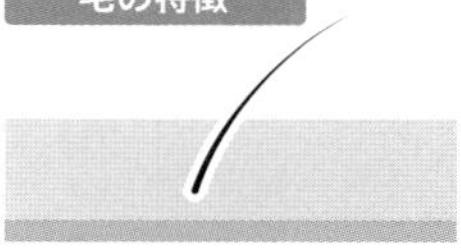

毛の太さは細め、
皮毛角は大きめ

肌の特徴

皮膚が薄い

襟足の生え方が人によってさまざまな部位です。うぶ毛と成長しきった毛が混ざっています。成長しきった毛は脱毛しにくい場合もあります

この部位の肌のありがちトラブル

皮膚が薄く赤みが出やすい

シャンプーやトリートメントの流し残しや、衣服や髪の毛の刺激によって、かゆみや赤みが起こりやすいです

※回数の目安は、SHR脱毛を基準とした脱毛完了までの施術回数のおおよその目安です。脱毛効果には個人差があるため増減することがあります

背中

背中は、毛の生えている範囲が広いのが特徴。毛は細めですが皮毛角が大きく、光が届きにくいです。太めの毛と比べて細い毛は抜けずに残りやすく、効果を実感するまでの回数は多くなりがちです

回数の目安 8〜10回程度

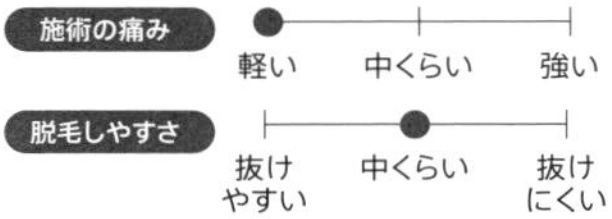

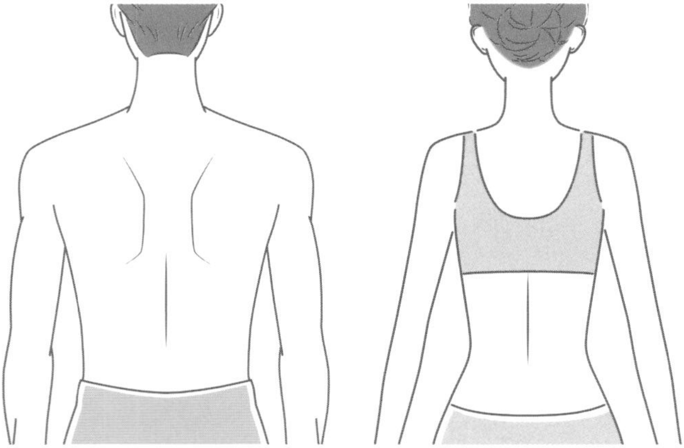

毛の特徴

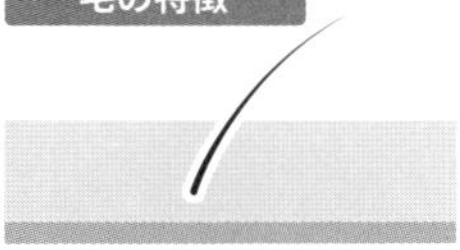

毛の太さは細め、
皮毛角は大きめ

肌の特徴

皮脂が多め

背中は、背中の中心の正中線に沿って脂漏部位です。そのため、背中は全体的に皮脂量が多くなりがち。手が届きにくいため、不潔になりやすく、清潔な状態を維持するのは難しい部位です

この部位の肌のありがちトラブル

背中ニキビ

汗による蒸れ、皮脂や紫外線、常在菌であるアクネ菌の増加、ボディソープやシャンプー・トリートメントの流し残しなどがニキビの原因になることがあります

施術のポイント

炎症部分の照射はNG

赤く炎症を起こしているニキビなどがある場合には、保護テープなどを貼って照射します。炎症が小さい場合には、そのまま照射する場合もあります

皮脂をしっかり拭き取る

背中は特に皮脂分泌の多い部位のため、照射前にタオルや精製水で皮脂をしっかりと拭き取ります

自己処理が難しい

背中は自分で剃りにくい部位のため、自己処理が難しいです。事前シェーヴィングを行ってもらえるサロンで処理しましょう

施術後のセルフケア

施術当日はシャワーのみに

脱毛当日は湯船に浸かるなど血行がよくなることは控えましょう。血行がよくなると、赤みやかゆみの原因になります

保湿にはスプレータイプの化粧水を

背中は手が届きにくい部位のため、保湿の際には、スプレータイプの化粧水などを利用しましょう

※回数の目安は、SHR 脱毛を基準とした脱毛完了までの施術回数のおおよその目安です。脱毛効果には個人差があるため増減することがあります

脇

脇の毛は基本的に太い毛が多く皮毛角も小さいため、光が届きやすく、効果を実感するまでの回数は少なめです。ただ、細い毛が混じっていることもあり、細い毛は抜けずに残りやすいため、注意して施術が行われます

回数の目安　5～8回程度

施術の痛み　軽い ― **中くらい** ― 強い

脱毛しやすさ　**抜けやすい** ― 中くらい ― 抜けにくい

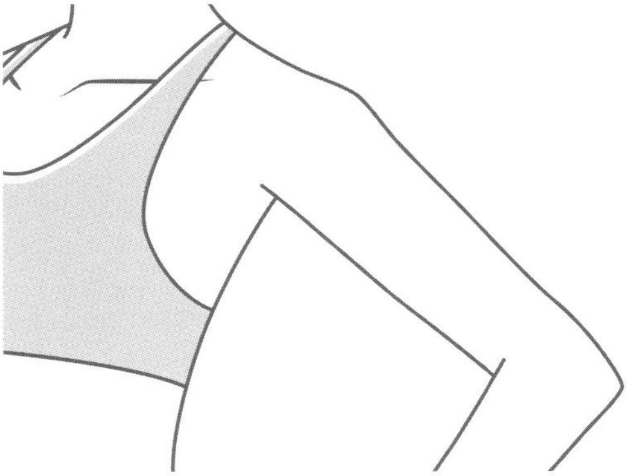

毛の特徴

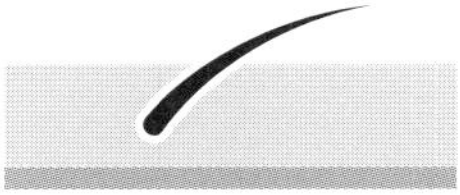

毛の太さは太め、
皮毛角は小さめ

肌の特徴

蒸れやすい

脇はわきが、多汗症などのトラブル多発部位です。精神的ストレスが関与する場合も多くあります。蒸れやすく、アポクリン汗腺から分泌される汗の成分のため、臭い・汗じみの悩みも多いです

この部位の肌のありがちトラブル

埋没毛

脇はカミソリや毛抜きによる自己処理の頻度も多く、皮膚ダメージが起こりやすい部位。ダメージにより、ターンオーバーが正常に行われなくなり、皮膚表面の角質層が硬くなって毛が埋もれてしまいやすいです

色素沈着

間違った毛の自己処理や摩擦で色素沈着を起こしてしまうこともあります

施術のポイント

肌の状態にあわせて慎重に施術

自己処理をする頻度が多い部位のため、皮膚がダメージを受けている場合があります。そのため、過度な照射は控え、慎重に照射が行われます

汗を拭き取ってから施術

汗をかきやすい部位のため、照射前にはタオルや精製水で汗を拭き取ります

施術後のセルフケア

毛抜きの使用は禁止

毛抜きで処理をすると、埋没毛や色素沈着、炎症などの皮膚トラブルを起こすことがあります

施術後は清潔を保って

汗をかきやすい部位のため、なるべく清潔に保つようにしましょう

※回数の目安は、SHR脱毛を基準とした脱毛完了までの施術回数のおおよその目安です。脱毛効果には個人差があるため増減することがあります

VIO

Vラインの毛は極太ですが、皮毛角が小さいため、光が届きやすい傾向にあります。そのため、痛みは強いですが、比較的脱毛しやすい部位です。ただ、休止期にある毛包が多く、完全に脱毛するには時間がかかります

回数の目安 12〜20回程度

施術の痛み 軽い ― 中くらい ― 強い（●強い）

脱毛しやすさ 抜けやすい ― 中くらい ― 抜けにくい（●抜けやすい）

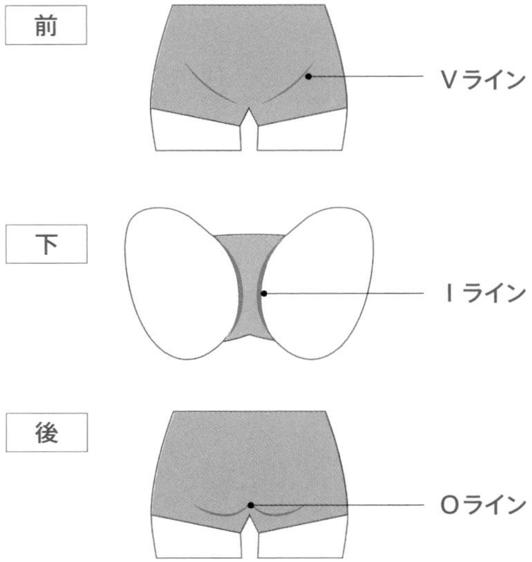

毛の特徴

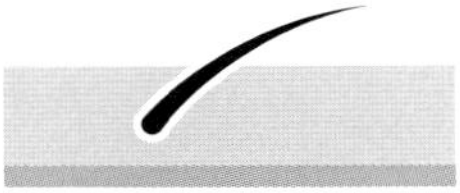

毛の太さは太め、
皮毛角は小さめ

肌の特徴

皮膚が薄くデリケート

Iラインの肌は、まぶたよりも薄くとてもデリケート。間違った手入れをすると肌トラブルを起こしやすいです

この部位の肌のありがちトラブル

色素沈着

肌が薄いため、強くこするなどの刺激や、排泄後の拭き方によっても色素沈着することがあります

かぶれ

ナプキンなどによるかぶれも多いトラブルです

介護脱毛

VIOは、将来、介護を受けるときのことを考えて脱毛する方も多い部位です

Vラインの脱毛は慎重に

Vラインの脱毛では、毛をすべて脱毛するか、希望のデザインに整える脱毛施術を行います。本当にすべての毛を脱毛してもいいのか、または、そのデザインにしていいのかを慎重に検討したうえで脱毛するようにしましょう

施術のポイント

粘膜には光を照射しない

粘膜は施術不可の部位です。光を照射しにくい場合は、脚を大きく広げることもあります

施術後のセルフケア

正しく洗いましょう

保湿を心がけましょう

毎日ナプキン類を使わないようにしましょう

毎日使う場合はこまめに交換を。また、コットン素材を使用するようにしましょう

※回数の目安は、SHR脱毛を基準とした脱毛完了までの施術回数のおおよその目安です。脱毛効果には個人差があるため増減することがあります

こんなトラブルを抱えている人は要注意！施術の禁忌事項

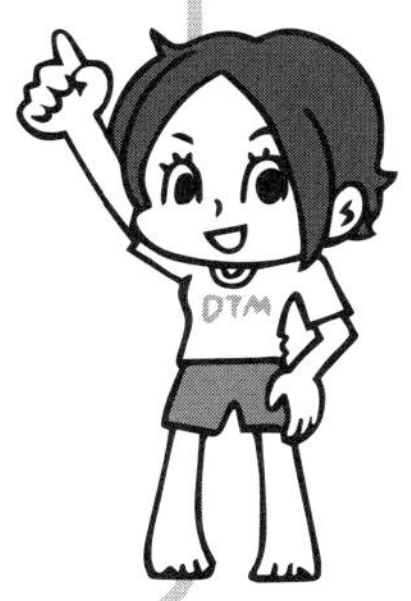

脱毛をしてはいけない部位

傷跡

ケガや手術などから6カ月以内の傷跡には光脱毛の施術はできません。6カ月経過後も、傷跡に沈着した色素に光が反応してやけどをすることがあるため、傷跡に光があたらないように保護したうえで施術が行われます

粘膜

粘膜には毛が生えないため、脱毛は不要です。粘膜は刺激に弱いため、VIOなど毛と粘膜が密接している部位では、粘膜に光を照射しないよう慎重に施術が行われます

肝斑

ほお、額、口まわりなどに左右対称に出るシミの一種です。その部分には光脱毛の施術はできません

色素沈着

色素沈着とは、過剰に放出されたメラニン色素が皮膚に留まることで起こる黒ずみです。光脱毛はメラニン色素に反応するため、その部分には脱毛の施術はできません

そばかす

日焼けや遺伝的要素によってできるといわれている、小さなシミです。その部分には光脱毛の施術はできません

老人性色素斑

紫外線を浴びることでできるシミで、加齢とともにできやすくなります。その部分には光脱毛の施術はできません

白斑、色素欠乏症

皮膚の色が失われる病気の白斑や、先天的にメラニン色素が少ない色素欠乏症の方は、光脱毛の施術はできません

ほくろ、あざ

光脱毛の光はメラニン色素に反応するため、その部分には光脱毛の施術はできません

刺青、タトゥー

皮膚内に色素があり、光脱毛の光がその色素に反応してしまうため、光脱毛の施術はできません

美容整形部位、外科手術部位

豊胸手術によるシリコンや、チタンなどが入っている部位は、光脱毛の施術はできません

皮膚疾患

ヘルペス

ヘルペスは、ウイルス感染により、皮膚に小さな水ぶくれの集まりができる病気です。

光照射により悪化することがあるため、症状が治まるまで光脱毛の施術はできません

皮膚がん、メラノーマ

光脱毛の施術はできません

タムシ、水虫

体にできる「タムシ」や、足にできる「水虫」など、白癬《はくせん》菌が皮膚に寄生している部位には、光脱毛の施術はできません

イボ

光照射により皮膚がダメージを受けるとイボが増える可能性があるため、光脱毛の施術はできません

内科疾患

内科疾患がある場合には、
かかりつけ医にご確認ください

糖尿病

糖尿病の方は、光の照射によって皮膚がダメージを受けた際に、皮膚の回復が遅く、皮膚のトラブルにつながる可能性があるため、かかりつけ医にご確認ください

心臓病

心臓病の方は多くの場合は脱毛可能です。光脱毛の光によりペースメーカーが誤作動を起こすことはまずありません。注意すべきはやけどですが、ペースメーカーを植え込んでいる左鎖骨下は避けてください

その他の疾患のある方、通院中の方

ここに記載した以外にも、持病をお持ちの方、現在通院中の方は、脱毛の施術を受けても治療に支障がないかをかかりつけ医にご確認ください

てんかん

脱毛の施術で使用する光が刺激となり、発作が起こる可能性があるため禁忌です。脱毛の施術前には、必ずかかりつけ医にご確認ください

脱毛が
できない体質

光アレルギー、光線過敏症などのアレルギー体質

光を浴びることによって、皮膚に赤みやかゆみ、水ぶくれなどの反応が出るため、光脱毛の施術はできません

ケロイド体質

傷が治るときに、傷口が赤く盛り上がってしまうケロイド。ケロイド体質の方は、光脱毛が原因でケロイドになる可能性があるため、施術はできません

アトピー性皮膚炎

光を照射することで炎症状態が悪化することがあります。また、出血や色素沈着などがあると、光がそこに反応してしまいやけどをすることがあるので危険です

※過去にアトピー性皮膚炎であっても、治療をして現在は皮膚に炎症や赤み、色素沈着がない場合には、光脱毛の施術が可能です

※ステロイド剤は光を吸収するため、治療薬として使用している方は、光脱毛の施術はできません

薬の服用は医師・薬剤師に確認を

光脱毛の際、注意を要する薬の一例

薬剤光線過敏症・光毒性光線過敏症・光アレルギー性光線過敏症など、薬に反応するアレルギー性の皮膚病があるため注意が必要です

また、薬によっては、光を吸収する成分を持つものがあります。薬を使うと、飲み薬では血液中に、塗り薬では皮膚表面にその成分が一定時間存在します。光を照射すると、薬の成分に光が集まり、光による熱でやけどをすることがあり危険です

- 抗てんかん薬
- 抗ヒスタミン剤
- 利尿剤
- 抗がん剤
- 抗生物質
- 降圧剤
- 精神病・神経症薬
- 湿布
- ステロイド
- ホルモン剤
- 鎮痛剤

※風邪薬やアレルギー薬に配合されている抗ヒスタミン剤にも光を吸収する成分が含まれていますが、配合量が少ないため施術は可能です

予防接種後、１週間は光脱毛を控えましょう

予防接種後は、血液中に薬剤が行き渡り血管内の成分に光が集まるとやけどにつながることもあり危険です。予防接種後、１週間は光脱毛の施術を控えましょう

脱毛施術前には「事前シェーヴィング」が必要だったのねん…

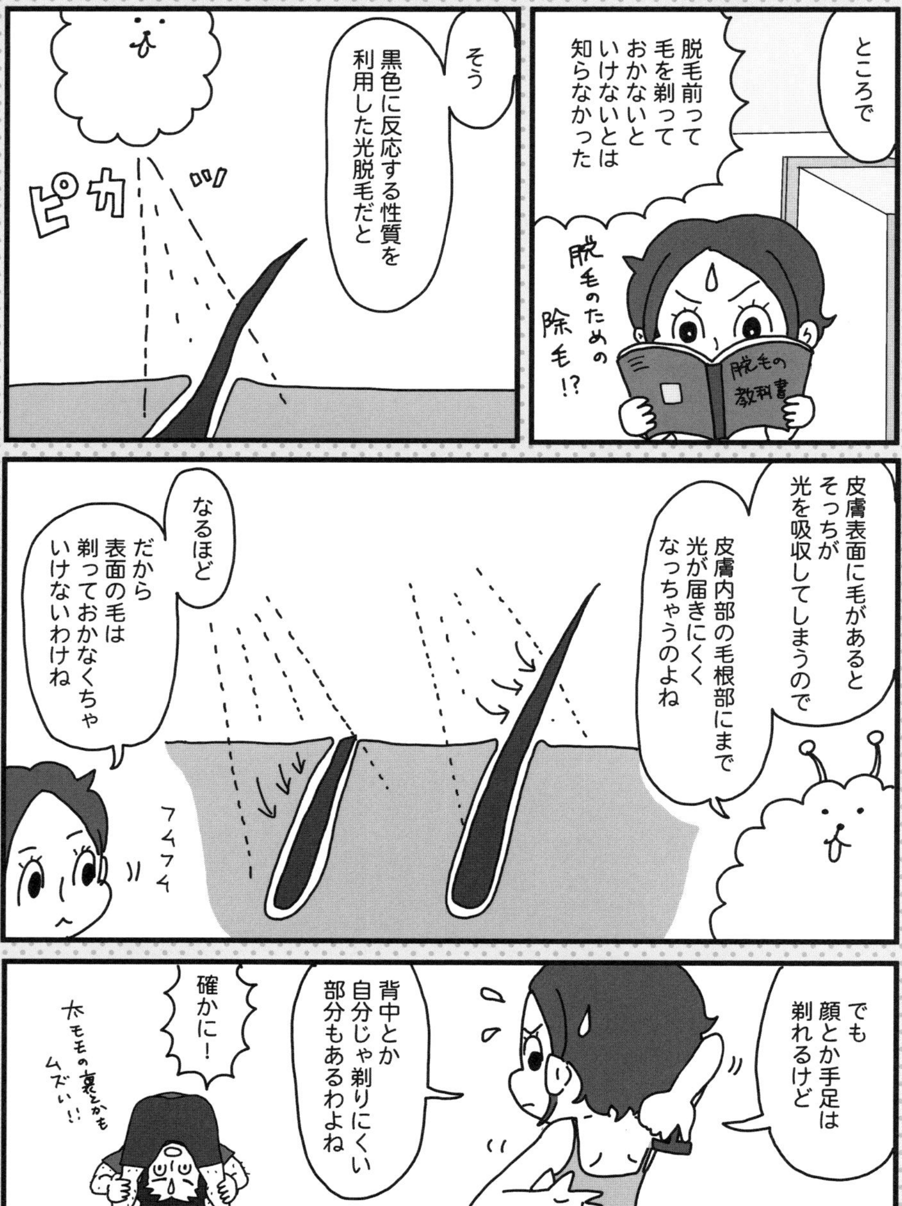

ところで
脱毛前って毛を剃っておかないといけないとは知らなかった
脱毛のための除毛!?
脱毛の教科書
そう
黒色に反応する性質を利用した光脱毛だと
ピカッ
皮膚表面に毛があるとそっちが光を吸収してしまうので
皮膚内部の毛根部にまで光が届きにくくなっちゃうのよね
フムフム
なるほど
だから表面の毛は剃っておかなくちゃいけないわけね
でも顔とか手足は剃れるけど
背中とか自分じゃ剃りにくい部分もあるわよね
確かに!
太モモの裏とかもムズい!!

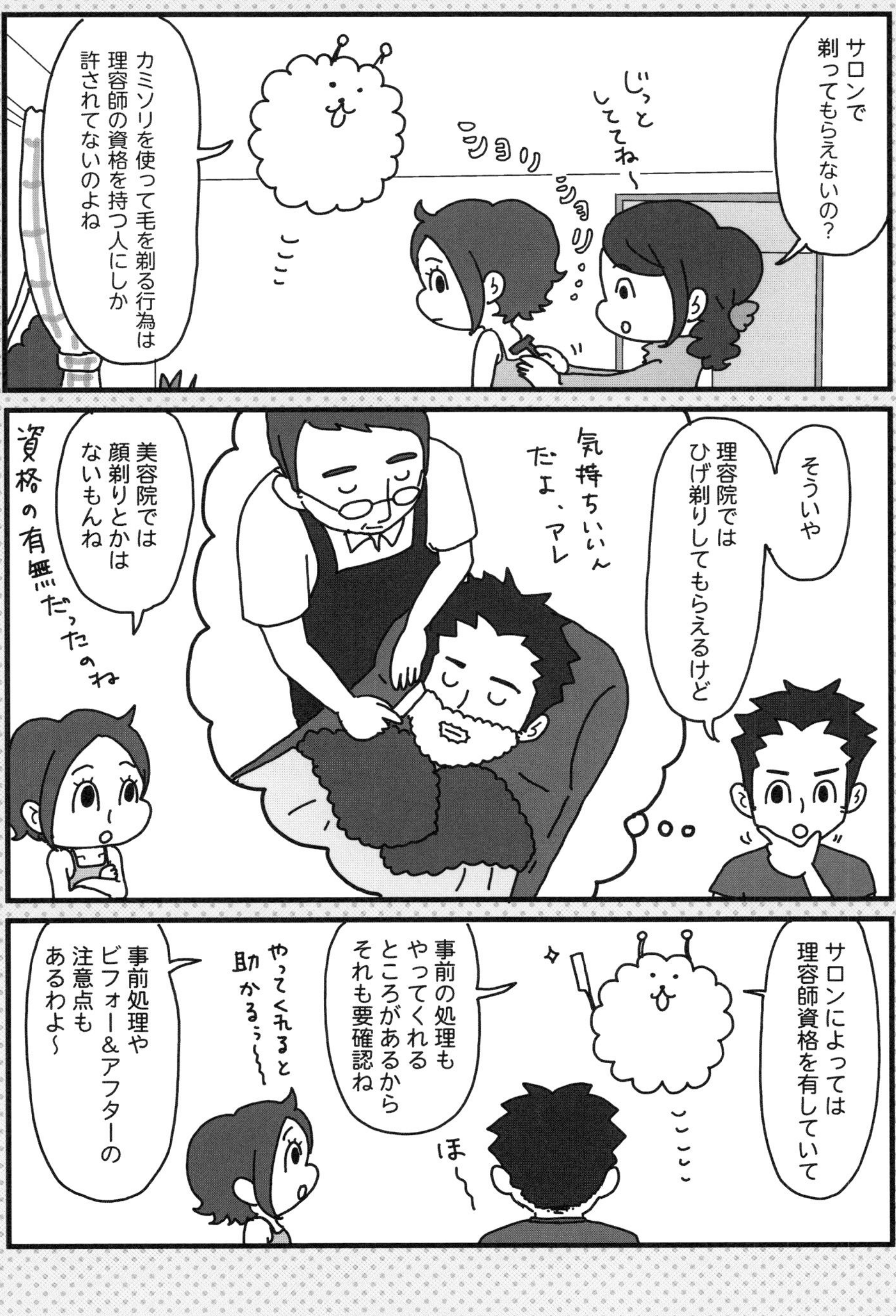
サロンで剃ってもらえないの？
じっとしててね～
ショリ
ショリ。。。
カミソリを使って毛を剃る行為は理容師の資格を持つ人にしか許されてないのよね
そういや
理容院ではひげ剃りしてもらえるけど
気持ちいいんだよ、アレ
美容院では顔剃りとかはないもんね
資格の有無だったのね
サロンによっては理容師資格を有していて
事前の処理もやってくれるところがあるからそれも要確認ね
ほ～～
やってくれると助かるぅ～～
事前処理やビフォー&アフターの注意点もあるわよ～

なぜ必要!?　施術前の事前シェーヴィング

脱毛の施術前には、事前シェーヴィングが必要になります。通常、シェーヴィングは理容師の国家資格がないと施術できないため、サロンからは「自宅で自己処理をしてきてください」と言われることが一般的です。事前シェーヴィングが必要な理由を解説します

脱毛前に必須の事前シェーヴィング

事前シェーヴィングで大きく変わる施術の効果

IPL脱毛では毛球部に、SHR脱毛ではバルジ領域に、光によるダメージを与えることで脱毛を促します。皮膚の表面に毛が残っていると、その毛に光が反応してしまい、毛穴の奥まで光が届かないため、脱毛の施術前にはしっかりとシェーヴィングしておくことが大切なのです

皮膚表面に毛がないと…

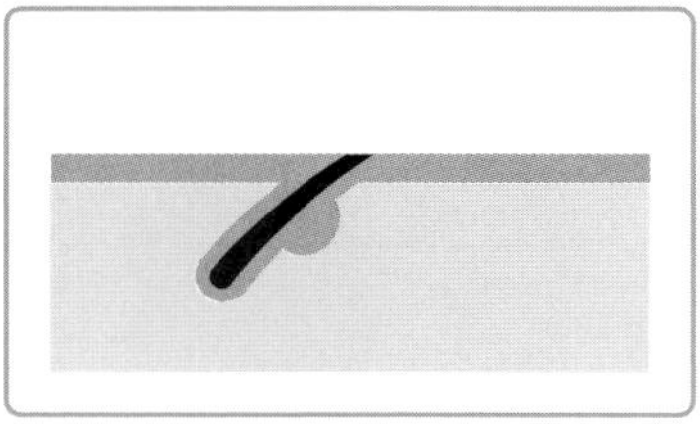

毛球部やバルジ領域にしっかり光が届く

皮膚の表面に毛がないと、照射した光がすべて毛球部やバルジ領域に届くため、効率よく脱毛できます

皮膚表面に毛が残っていると…

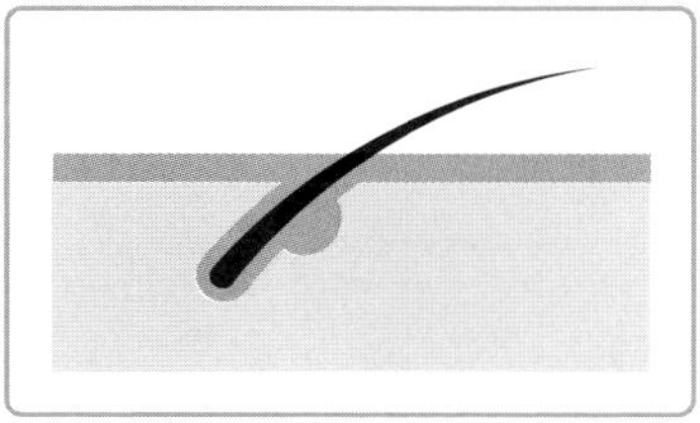

毛球部やバルジ領域まで光が届かない

皮膚の表面に毛が残っていると、光が毛球部やバルジ領域に届く前に、表面の毛に反応してしまい、結果的に毛球部やバルジ領域には光が届きません。そのため、脱毛効果が低下します

おすすめの事前シェーヴィング方法

電気シェーバー

おすすめポイント

使いやすく、ケガをしにくい

刃が直接肌にあたるカミソリと比較すると、切り傷などのケガにつながりにくいです

注意点

剃り残ししやすいので、すべて剃れているか確認しましょう

シェーヴィングで短い毛が粒状に残ってしまうと、そこに光が反応してやけどになることがあるため気をつけましょう

カミソリ

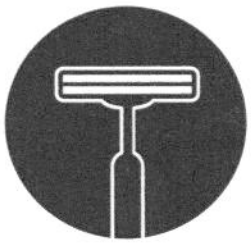

おすすめポイント

キレイに剃れる

安価で手軽なため、自己処理でよく利用されるT字カミソリ。4枚刃、5枚刃など、刃の枚数が多いほど、肌への負担が少なく剃ることができます

注意点

必ずシェーヴィングフォームなどを使用し、肌を傷つけないようにしましょう

理容師によるシェーヴィング

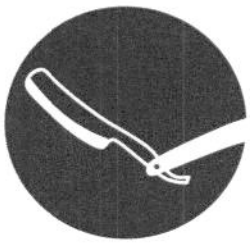

おすすめポイント

キレイに深剃りできて、しかも安心

プロの技術で、しっかりキレイに仕上がります。背中など、自分では剃りにくい部位も剃ってもらえます

注意点

特にありません

避けるべき事前シェーヴィングの方法

トリマー

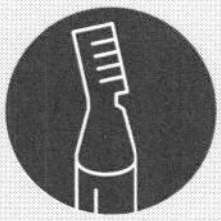

施術の可否

△ 脱毛効果が低下するケースも

NGポイント

トリマーは、毛を一定の短さに整えるためのものです。皮膚の表面に毛が残って脱毛効果が低下するため、脱毛前の事前シェーヴィングとしては不向きです

除毛クリーム

施術の可否

△ 肌が傷んでいると施術できないことも

NGポイント

除毛クリームで、毛のたんぱく質だけでなく、肌のたんぱく質まで傷つけてしまっている場合には、施術ができないこともあります

毛抜き

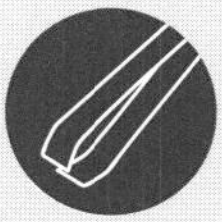

施術の可否

× 脱毛の施術ができません

NGポイント

光脱毛では、光を毛のメラニン色素に反応させて施術します。そのため、毛抜きで毛を毛根から抜いてしまうと、施術ができません

しっかり剃って
効果的な
光脱毛を！

実験しました！　事前シェーヴィングによって変わる脱毛効果

事前シェーヴィングの方法によって、脱毛効果はどれくらい変わってくるのでしょうか。男性のひげの脱毛を例に、「理容師による事前シェーヴィング」「電気シェーバー」「トリマー」の３種で事前シェーヴィングをし、脱毛効果を比較する実験を行いました

事前シェーヴィング前の
ひげの様子

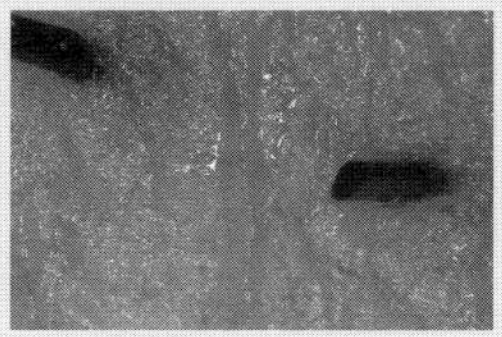

理容師による事前シェーヴィング

事前
シェーヴィング
後

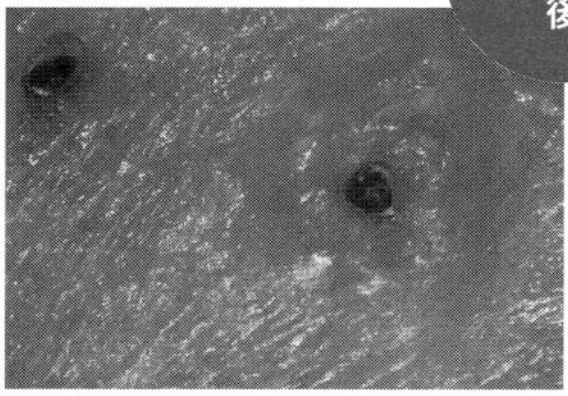

脱毛施術

脱毛
施術後

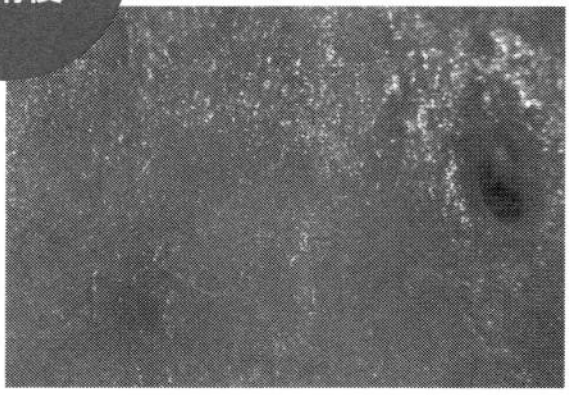

毛穴の開口部の少し下まで毛が剃れている

毛穴の少し下まで毛が剃れている状態

光がしっかり届きやすい

皮膚内部にある毛球部やバルジ領域まで光が届きやすい状態になっていると考えられます

理容師による事前シェーヴィングとは？

理容師資格を持った施術者がいるサロンでは、事前の自己処理は必要なく、施術直前に施術者が事前シェーヴィングをしてくれます。直前に剃ってもらえるため、高い脱毛効果を得られます

電気シェーバー

脱毛
施術後

脱毛施術

事前
シェーヴィング
後

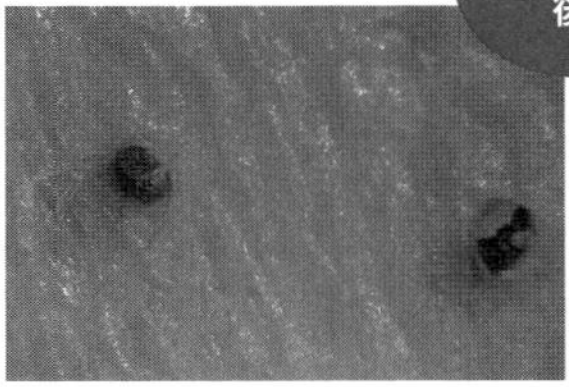

光が届きやすい

皮膚内部まで光が届きやすい状態になっていると考えられ、施術後は皮膚の表面よりも下にひげが見えます

深剃りではないが剃れている

皮膚の表面から、多少毛が出ている状態

トリマー

（トリマーは毛を一定の短さに整えるもので、事前シェーヴィングには不向きです）

脱毛
施術後

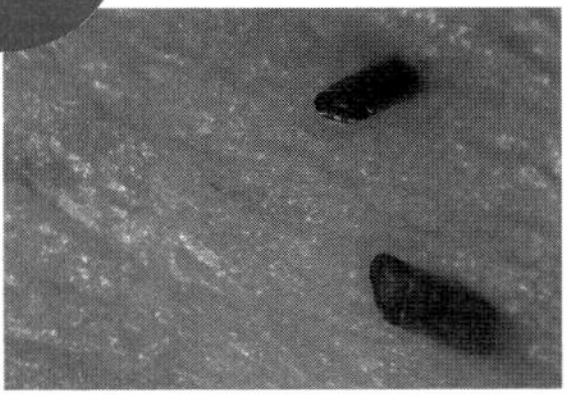

脱毛施術

事前
シェーヴィング
後

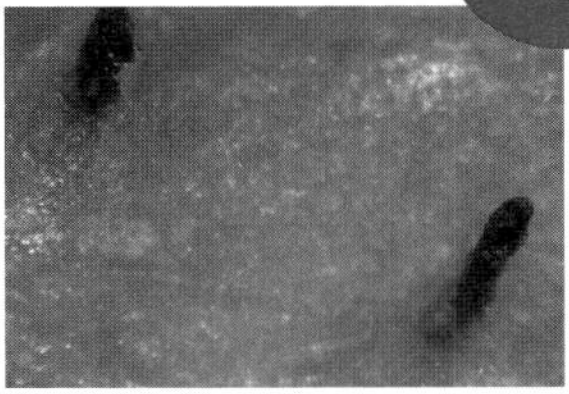

光が表面の毛に反応

皮膚の表面に出ている毛に光が反応してしまい、本来光を届かせたい皮膚内部まで光が十分に届いていない可能性があります

毛が残っている

皮膚の表面から毛が出ていて、毛が短くそろえられた状態

一番気になるお金のコト！　ズバリ、HOW MUCH？

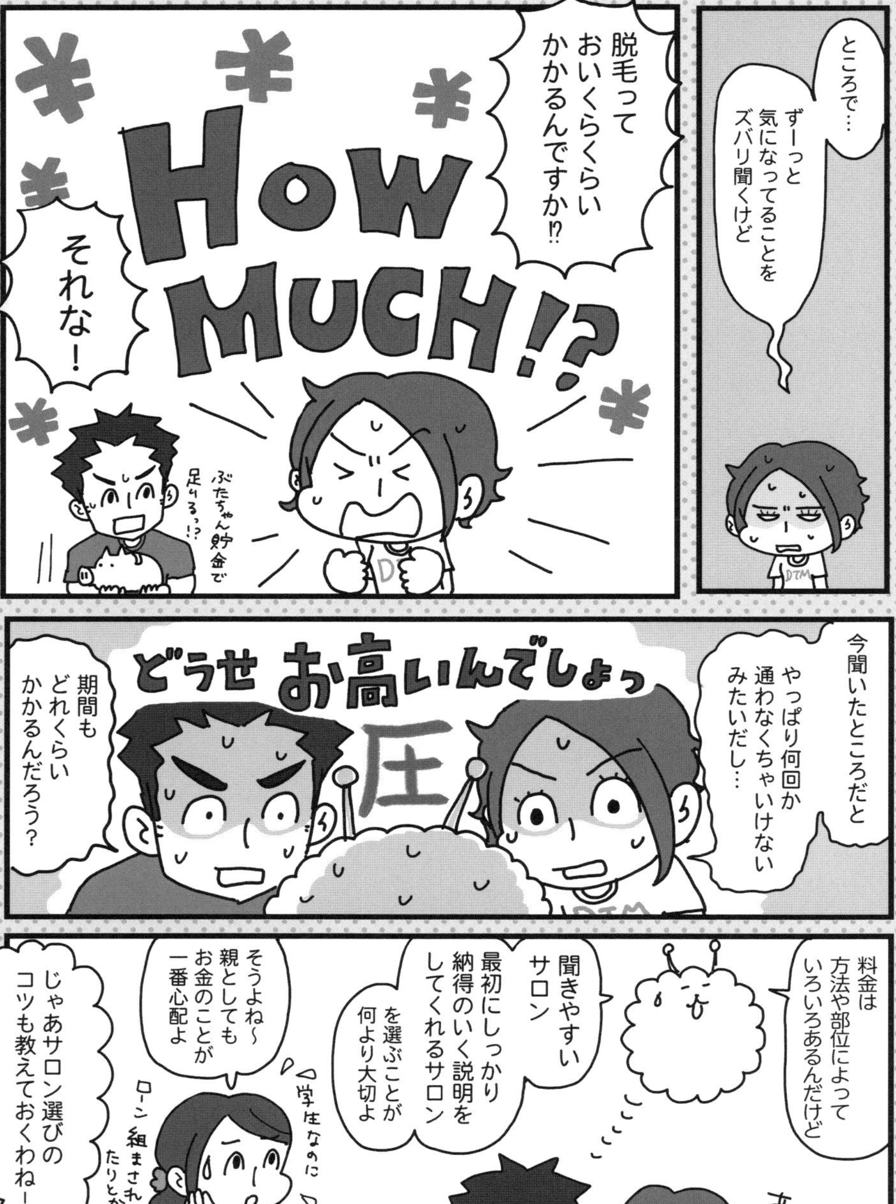
ところで…
ずーっと気になってることをズバリ聞くけど
脱毛っておいくらくらいかかるんですか⁉
HOW MUCH!?
それな！
ぶたちゃん貯金で足りるっ⁉
今聞いたところだと
やっぱり何回か通わなくちゃいけないみたいだし…
どうせお高いんでしょっ
圧
期間もどれくらいかかるんだろう？
料金は方法や部位によっていろいろあるんだけど
あっ
聞きやすいサロン
最初にしっかり納得のいく説明をしてくれるサロン
を選ぶことが何より大切よ
そうよね～親としてもお金のことが一番心配よ
学生なのに
ローン組まされたりとか…
じゃあサロン選びのコツも教えておくわね！

第4章

ありがちトラブルを避けて
満足できるサロン選び

もみあげやうなじは要注意！　脱毛するとヘルメットヘアに！？

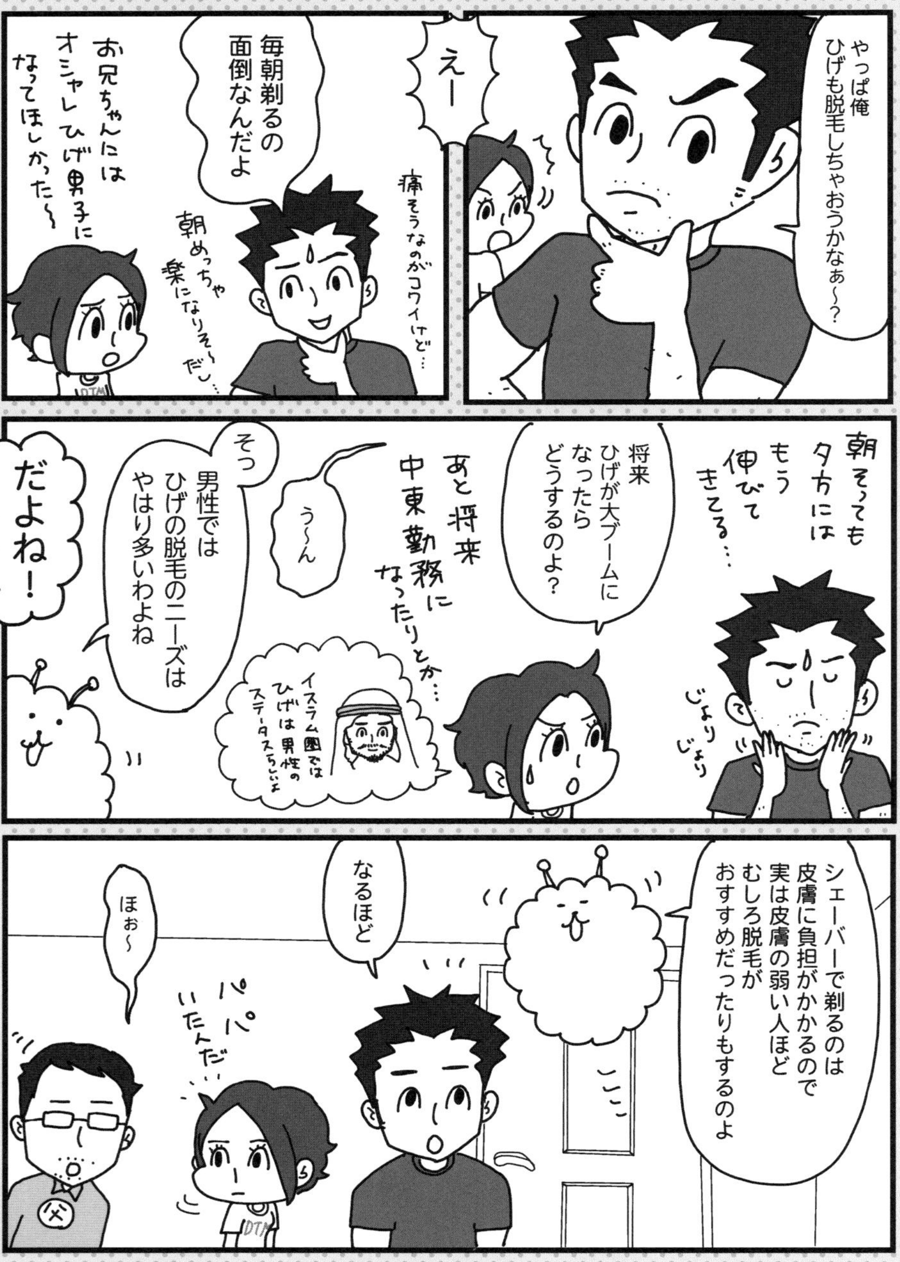
やっぱ俺
ひげも脱毛しちゃおうかなぁ〜？
えー
毎朝剃るの面倒なんだよ
痛そうなのがコワイけど…
朝めっちゃ楽になりそ〜だし…
お兄ちゃんにはオシャレひげ男子になってほしかった〜
朝そっても夕方にはもう伸びてきてる…
じょりじょり
将来ひげが大ブームになったらどうするのよ？
あと将来中東勤務になったりとか…
イスラム圏ではひげは男性のステータスらしいよ
う〜ん
そっ
男性ではひげの脱毛のニーズはやはり多いわよね
だよね！
シェーバーで剃るのは皮膚に負担がかかるので実は皮膚の弱い人ほどむしろ脱毛がおすすめだったりもするのよ
なるほど
パパいたんだ…
ほぉ〜

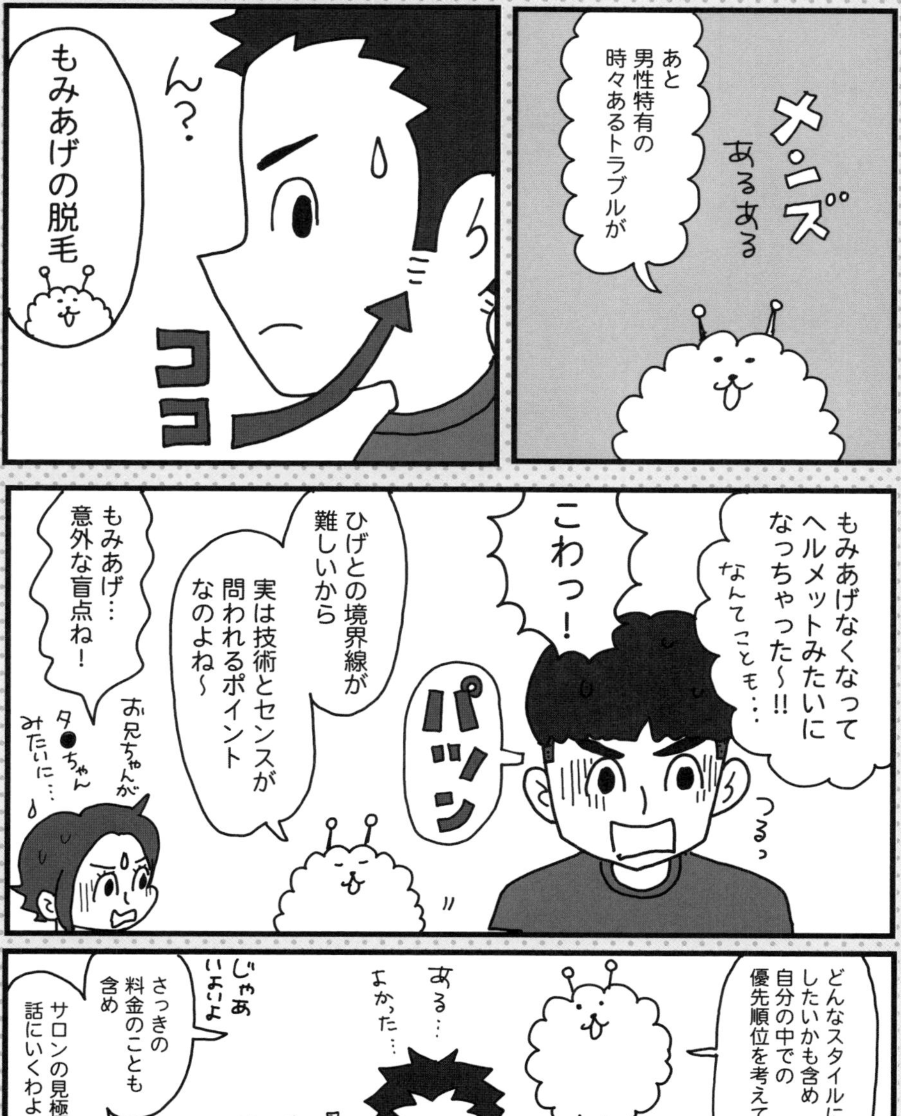
メンズ
あるある
あと
男性特有の
時々あるトラブルが
ん?
もみあげの脱毛
ココ
もみあげなくなって
ヘルメットみたいに
なっちゃった〜!!
なんてことも・・・
こわっ!
パツン
つるっ
ひげとの境界線が
難しいから
実は技術とセンスが
問われるポイント
なのよね〜
もみあげ…
意外な盲点ね!
お兄ちゃんが
タ●ちゃん
みたいに…
どんなスタイルに
したいかも含め
自分の中での
優先順位を考えてみてね
ある…
よかった…
ホッ
じゃあ
いよいよ
さっきの
料金のことも
含め
サロンの見極め方の
話にいくわよ〜!

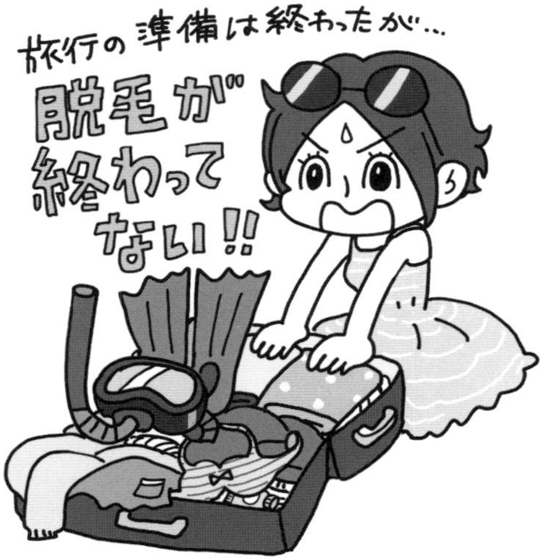
旅行の準備は終わったが…
脱毛が終わってない!!

まずは脱毛の目的を明確に！

ありがちトラブル　肌の露出が増える夏までに脱毛を完了させたかったのに…

1 脱毛に求めることを明確に

- 「肌の露出が増える夏までに間に合わせたい」「時間はかかってもいいので毛穴の目立たないお肌になりたい」「5年後・10年後に介護が必要になったときのために気になるVIOゾーンのお手入れをしておきたい」など、脱毛の目的、脱毛したい部位、部位ごとに異なる痛みに対する許容度、かけられる期間は人それぞれです
- 自分にとって譲れない条件は何なのかを明確にしておきましょう

2 脱毛の痛みは重要な要素

- 多くの人にとって最初の分岐点になりやすいのが、痛みについてです
- 「ある程度の痛み（リスク）は覚悟して短期間で？　それとも期間はかかっても痛みが少ない方法で（リスクを減らして）？」どちらを選ぶかによって、脱毛方法は大きく変わります

ココがPOINT!

脱毛の目的をイメージして譲れない条件を決定しよう！

候補のサロンを比較

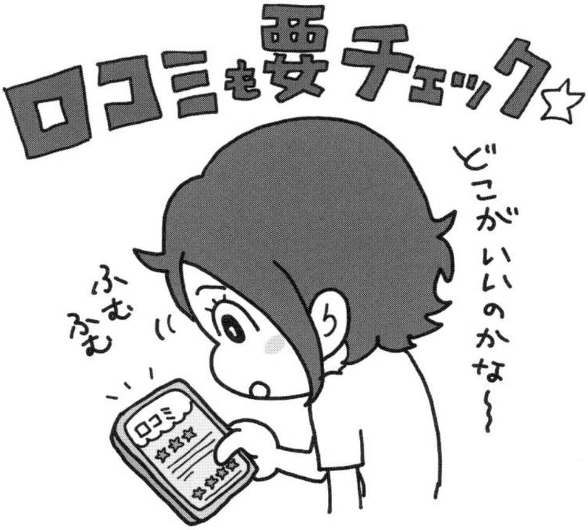
口コミも要チェック☆
どこがいいのかな〜
ふむふむ
口コミ

候補のサロンを絞ろう

ありがちトラブル　いろんなサロンがあってどこに行けばいいかわからない…

1　カウンセリングの質で比較するのもおすすめ

- 契約前に、何店舗かのカウンセリングに行ってサロンを比較するのもいいでしょう
- 自分では気づいていない目的や注意点、その際に必要な条件、それぞれのメリット・デメリットなどを細かく聞き出してもらえるか、わかりやすく説明してもらえるか。知識や技術力のあるスタッフさんなら、満足な説明ができるはずです
- これからしばらくは通い続けることになるだけに、その信頼感は不可欠です

2　自分の希望を叶えてくれるサロンを探しましょう

- サロンによって行われている脱毛方法はさまざま。情報収集をして自分の希望にあったサロンを選びましょう
- 痛みに強い方はIPL脱毛、痛みに弱い方はSHR脱毛がおすすめ。プロのシェーヴィングの後に脱毛施術をするのがポイントです

ココがPOINT!

自分の疑問に答えてくれるカウンセリングが大事！

最も多いトラブルはやけど

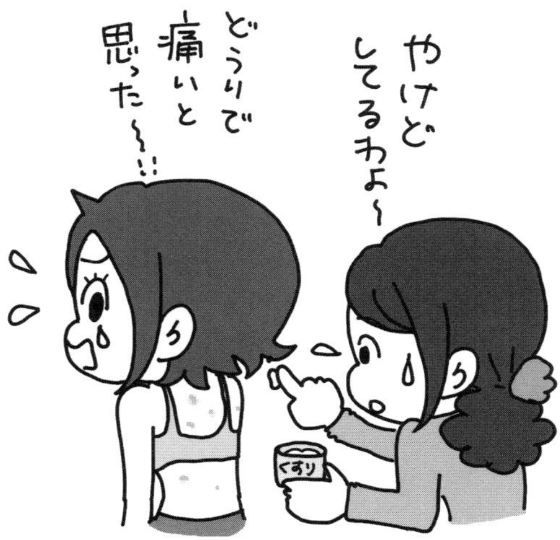
やけどしてるわよ〜
どうりで痛いと思った〜〜!!
くすり

ありがちトラブル 施術中「痛っ！」と思ったら、なんとやけどになっていた…

1 光照射により生じる熱でやけどが起こる

- 医療脱毛でも美容脱毛でも、施術の良し悪しによってやけどは起こりうるものです
- 医療脱毛のレーザー脱毛は、出力が高いため、やけどのリスクも高め。ただ、万が一やけどになった場合も、医療機関であるため治療や薬を処方してもらえます
- 一方、美容脱毛は医療脱毛に比べると出力が低く、やけどのリスクは低いといえます。やけどになった場合は、脱毛サロンは医療機関ではないため、その場での処置はできません
- スタッフの技量不足もやけどの原因になります

2 施術後に起こる肌トラブルにも注意！

- トラブルは、施術時に限ったものではありません。施術後は、クリニックやサロンから伝えられる注意点を守ることで、乾燥などの肌のトラブルを防止できるため、実践するようにしましょう

ココがPOINT!

医療脱毛と美容脱毛でやけどのリスクも処置方法も異なる

施術・技術

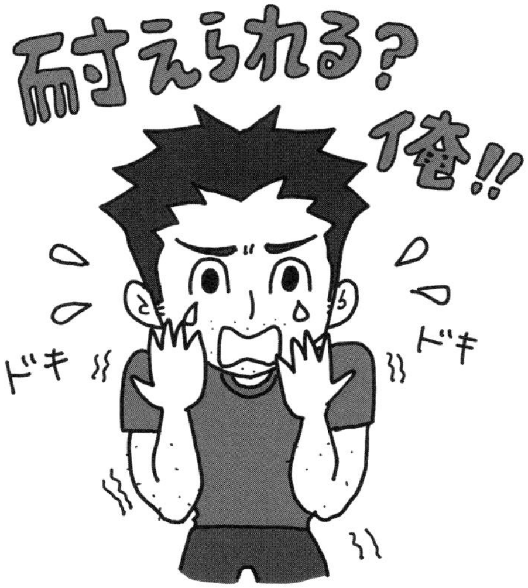

「痛くない脱毛」ってあるの？効果は？

ありがちトラブル　体験施術は痛くなかったのに、実際は痛い !!

1 施術で特に痛いのは VIOと男性のあごひげ

- 脱毛サロン（美容脱毛）の脱毛体験で施術することが多いのは、腕や指、脇など。これらのうち、腕や指はどちらかといえば「痛みを感じにくい」部位です
- 一方、痛みが激しいとされるのは「VIO」や「男性のあごひげ」。脱毛体験時にはそれほど痛みを感じなかったとしても、別の部位の施術では痛みを感じることがあります
- あまりに痛みが強く、施術がおっくうになり、途中で施術に通うのをやめてしまう人もいるほどです

2 途中で脱毛をやめると剛毛に !?

- 光は細胞を活性化させる作用を持ちます。もしも痛みに耐えきれず、2～3回程度で挫折した場合、脱毛効果が現れる前に毛球部やバルジ領域が活性化され、かえって毛が濃くなってしまう可能性もあるといわれていますので注意しましょう

ココがPOINT!

熱を利用した脱毛方法のため部位によって差はあるが、熱さや痛みはある

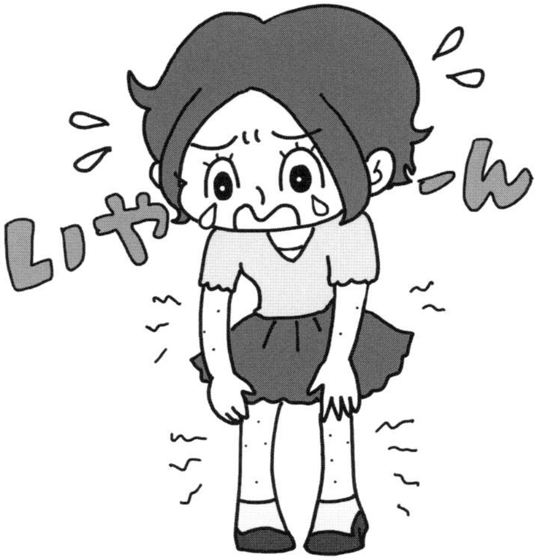

そのサロン、衛生面は大丈夫？

ありがちトラブル　施術後、肌に炎症が！　もしかして、施術用具に雑菌がいた !?

1 消毒をしていない施術用具は肌トラブルの原因に

- 施術用具は直接肌に触れるもののため、施術が終了すると、毎回、消毒を行います
- 除菌がしっかりできていない不衛生な用具で施術を行うと、雑菌が肌に移り、炎症などの肌トラブルを起こすことがあります
- 医療機関や理容室・美容室であれば、厚生労働省の管轄のもと、衛生管理の検査が実施されています
- カミソリは雑菌が繁殖しやすいため、お客様ごとに使い捨てしているサロンを選びましょう

ココがPOINT!

施術用具の洗浄・除菌・消毒に対するお店の姿勢をチェックしよう！

施術・技術

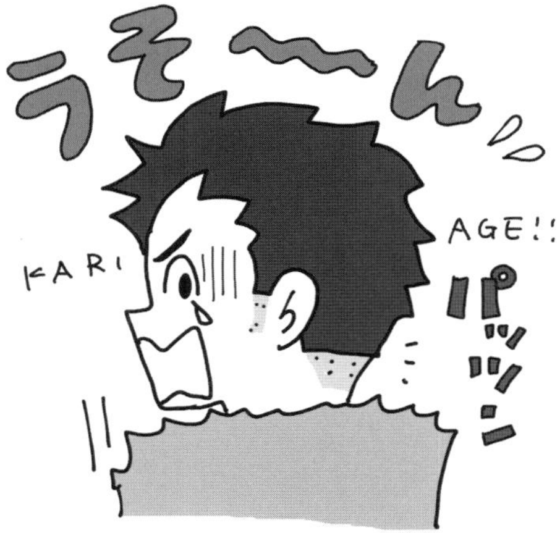
うそ〜〜ん
KARI
AGE!!
パッツン

デザインも重要な要素です！

ありがちトラブル　まさか、一生このもみあげ&うなじで生きていくしかないの？

1 施術者の知識不足がデザインに影響します

- 毛をすべて脱毛する場合には気になりませんが、脱毛する部分と脱毛せずに残す部分のある部位（もみあげ、うなじ、ひげ、VIO など）では、デザインも重要な要素となります
- 本当にこのデザインで脱毛してしまってもいいのかをしっかり考えたうえで、脱毛を行うようにしましょう

2 もみあげやうなじの事前シェーヴィングは理容師に任せよう

- もみあげやうなじなど、自己処理で形が作りにくい部位は、理容師のいるサロンで事前シェーヴィングをしてもらうと安心です

ココがPOINT!

長い目で見て好ましいデザインを選びましょう

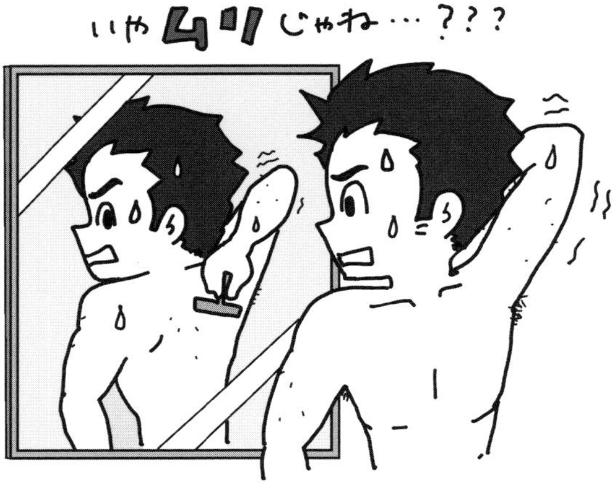

脱毛に欠かせない事前シェーヴィング

ありがちトラブル 何回施術をしても効果がない…。
その原因は、いい加減な事前シェーヴィングにあった!?

1 剃り残しがあると、期待した脱毛効果は得られない

- 脱毛サロンで行われる光脱毛（IPL 脱毛・SHR 脱毛）では、施術前のシェーヴィングが必要です
- 光脱毛は、光が皮膚内に残る毛の黒色に反応し、そこで発生する熱がバルジ領域や毛球部にダメージを与えることで効果を得ています
- もしも皮膚の表面に剃り残した毛があった場合には、その毛に光が集まってしまうため、皮膚内部のバルジ領域や毛球部に十分なダメージを与えにくく、十分な脱毛効果を得られない可能性があります

2 なぜ事前シェーヴィングは自分で？

- サロンによっては「事前シェーヴィングを、ご自身でしてきてください」と言われることがあります
- その理由は、理容師資格を持っていなければカミソリを使うことができず、サロン側でお客様にシェーヴィングの施術をできないからです
- たとえ電気シェーバーであっても、首から上のシェーヴィングには国家資格が必要とされています

ココがPOINT!

**事前シェーヴィングは
きっちりていねいに！**

事前シェーヴィング

理容師のいるサロンなら直前シェーヴィングが可能

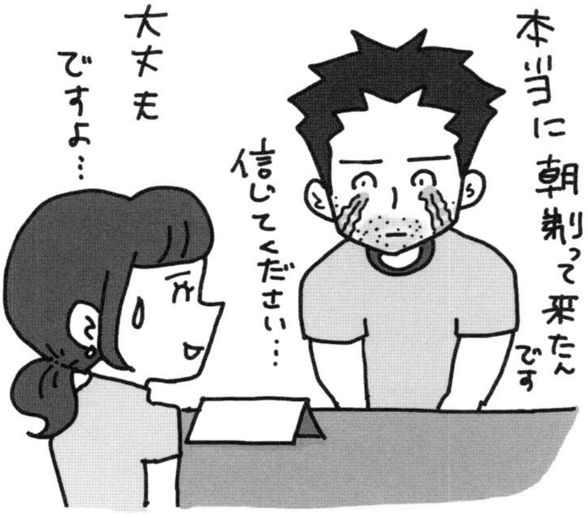
本当に朝剃って来たんです
信じてください…
大丈夫ですよ…

ありがちトラブル　朝ひげを剃ったけど、施術する夕方には真っ青。事前シェーヴィングって、これでいいの？

1 脱毛施術の直前シェーヴィングが安心

- 美容院ではなく、理髪店やシェーヴィングサロンであれば、必ず理容師資格を持っているスタッフがいます。そうしたサロンの場合、脱毛施術とは別にオプションメニューとして「脱毛施術用の事前シェーヴィング」を設けているサロンも多いです
- こうしたサロンなら、自分で剃る手間も省け、かつ自分で剃るよりも適切な事前シェーヴィングができます
- 「朝剃っても夕方には青くなる」ようなひげの濃い男性の場合などは、脱毛施術直前にシェーヴィングできるため、安定した脱毛効果を得やすいメリットもあります

ココがPOINT!

プロの手でしっかり事前シェーヴィングができるサロンも

お 金

料金設定をチェック

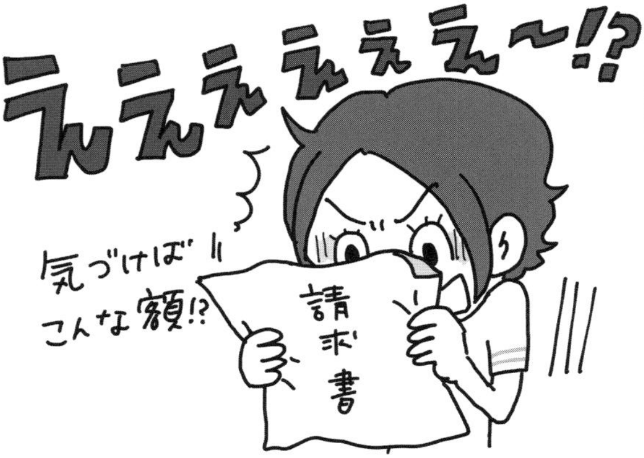
ええええええ〜!?
気づけば〃
こんな額!?
請求書

ありがちトラブル　「初回体験脱毛 1,000 円」につられてサロンに行ったけど、何回も通わなきゃいけないから、結局高額に !?

1 意外とかかる脱毛完了までの期間

- 脱毛の完了までには、2 ～ 3 週間に 1 回のペースで、何度もサロンに通う必要があります。回数は施術する部位によっても異なりますが、15 回～ 20 回程度が目安となります

2 「初回体験脱毛 1,000 円！」お値頃感のある料金表示には注意！

- 初回は安くても、回数が増えると割高な料金設定になっている場合もあるので、一定の効果が得られる想定施術回数とそれにかかる総額を確認しましょう
- 契約前に何店舗かのカウンセリングに行って、各サロンの料金設定を比較するのもいいでしょう

ココが POINT!

最終的なトータル金額を確認しましょう

お　金

支払いは
まとめてローン?
１回ごと?

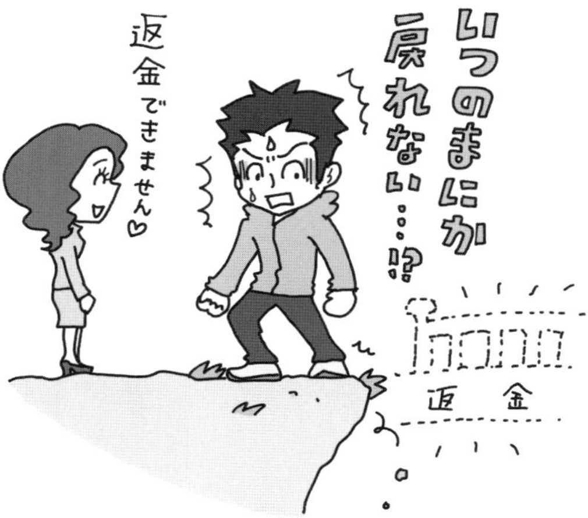
いつのまにか戻れない…!?
返金できません♡
返金

ありがちトラブル　ローンを組んだけど、施術が痛過ぎてもう無理…。
やめたいけど、「返金できない」って言われた

1 主な支払い方法は、「一括ローン」か「１回ごとの都度払い」

- 脱毛のトータル金額は高額になる場合があり、一括で支払わなければならないサロンでは、ローンを組むことになるケースも
- ローンなら割安になる料金設定もありますが、ローンを組む際には返金規定も確認しておきましょう

2 契約前に途中解約の条件を確認しよう

- 「痛みが激しいので、施術を断念しよう」と思っても、契約内容に返金規定がなければ、残回数があっても返金されないことがあるので注意しましょう

ココがPOINT!

ローンを組むときは
返金規定も確認しておこう

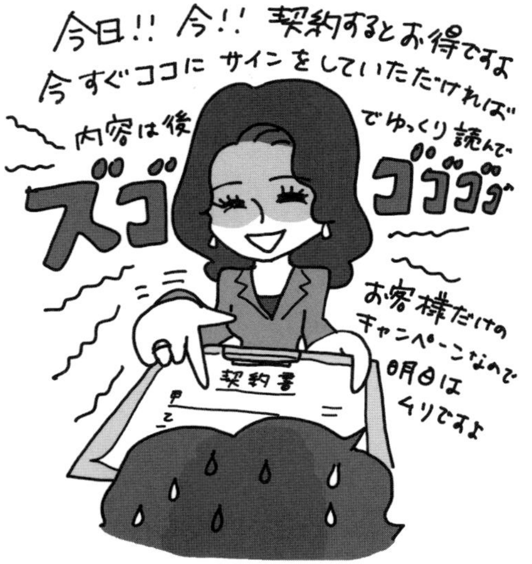
今日!! 今!! 契約するとお得ですよ
今すぐココにサインをしていただければ
内容は後でゆっくり読んで
ズゴゴゴゴゴ
お客様だけのキャンペーンなので
明日はムリですよ
契約書

契約は慎重に

ありがちトラブル かなり高額なローン…。ホントに今日契約しないとダメですか？

1 迷ったら、その場で決めない勇気も必要

- 「どんな施術をするのか」「料金はいくらになるのか」などの話を聞くためにサロンを訪れたとしても、サロンによっては勧誘されたり、契約を迫られることも
- 初めて訪れるサロンの場合、特に若い方はひとりで行かない方が安心です
- 「今日契約すれば、安くなる」などの誘いの言葉にのらず、自分がしっかり納得してから契約するようにしましょう

ココがPOINT!

**初めてのサロンは、
家族や友人など誰かと一緒に行こう！**

予約

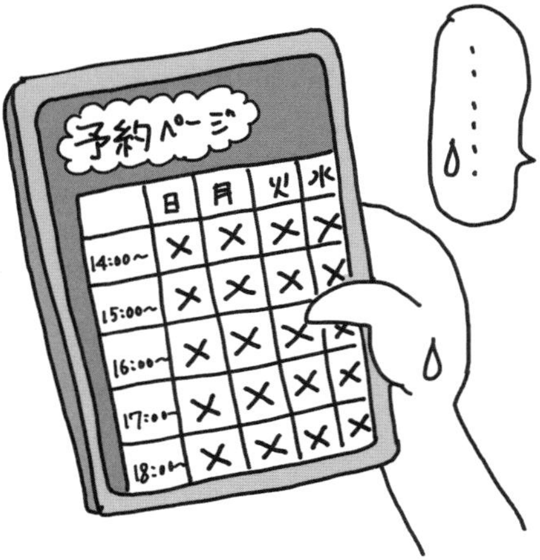

予約の取りやすさ

ありがちトラブル　サロンで「次回予約はネットから」と言われたけど、ネットを見ると全然空きがない…。どうしたらいいの？

1　2～3週間に１回の定期的な施術が基本

- 脱毛は、短期間に集中して回数を増やしても効果が上がるものではありません。毛周期（毛の成長サイクル）のなかでも成長期の時期に施術をするのがよいとされており、前回の施術から２～３週間後の施術がベストです
- その週は予約でいっぱいだから翌週に…というわけにはいかず、適した時期に確実に施術することが大切。その時期に予約できなければ、求める効果を期待できなくなることもあります

2　予約の取りやすさ、取りにくさはどうして起こる？

- 脱毛のコースやメニューによっては、サロンが施術できる曜日や時間、お客様を受け入れられる枠数が決まっているところがあります。そういったサロンでは、予約が集中し、予約が取りにくい場合もあります
- サロンによっては、施術後に次回予約が取れるサロンや、日時を提案してくれるサロンもあります。そういったところは安心です
- 大手サロンに比べて、個人サロンは、比較的予約が取りやすい傾向にあります

ココがPOINT!

2～3週間に１回など決まったペースで予約を取れるのがベスト

通 い や す さ

サロンの立地

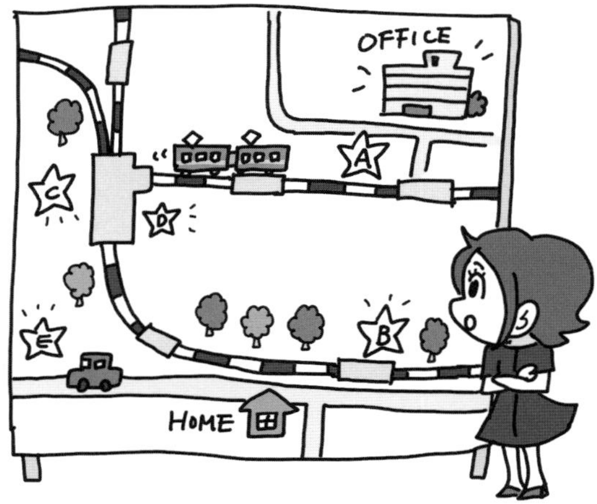

ありがちトラブル　会社の近くのサロンに通っていたけど、テレワークになって、通いにくくなっちゃった…

1 脱毛は、一日にしてならず！

- 必要となる施術回数・期間は、部位や肌質の違い、さらには個人差によって大きく異なります。最低でも半年、一般的には 1 年程度（3 週間ごと・20 回程度）は通うことを前提として計画をたてましょう

2 休日に家の近く？ 平日にターミナル駅近く？

- サロン選びで考えたいのは、いつ、どのタイミングでサロンに通えば、自分にとって一番ストレスが少ないのか？　です
- 平日に通うなら、家よりも会社や学校の近く、ターミナル駅周辺のサロンの方が便利かもしれません。また、休日にしか通えそうにないなら家の近くのサロンの方が便利といえそうです

ココが POINT!

自分にとって一番通いやすい
立地を検討しよう

通 い や す さ

ヘアサロン併設店という選択

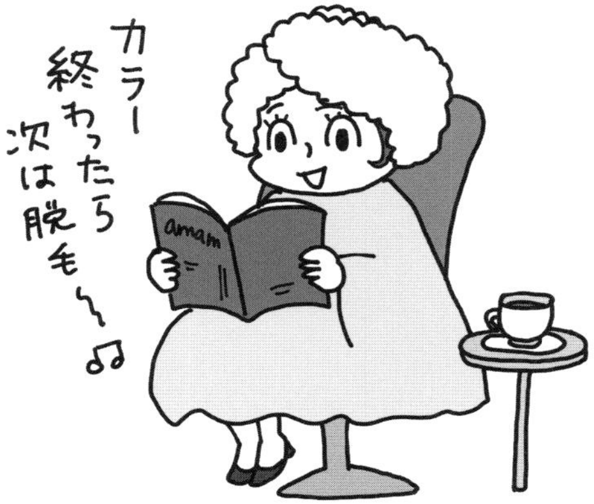
カラー終わったら次は脱毛〜♪

これならハッピー　ヘアサロン併設型なら、カットのついでに施術できるから無理なく続けられる！

1 ヘアサロン併設型なら カットついでに定期的に通える

● ヘアサロンと併設して脱毛施術を行っているサロンもあります。多くの人は、定期的に（2カ月に1回程度）ヘアサロンを利用していると思います。もしいつも行っているヘアサロンで脱毛施術も行っているようであれば、そのお店を選ぶのもひとつの方法です

2 信頼できるスタッフがいるサロンで安心の脱毛施術を

● 脱毛施術の際には、コンプレックスに感じていることや、デリケートな部位のことを相談しないといけない場合もあります。そのため、いつも通っているヘアサロンで、信頼関係のできているスタッフに脱毛施術もしてもらえると安心です

ココがPOINT!

カットやカラーと一緒に脱毛も

サロン選びのチェックポイント

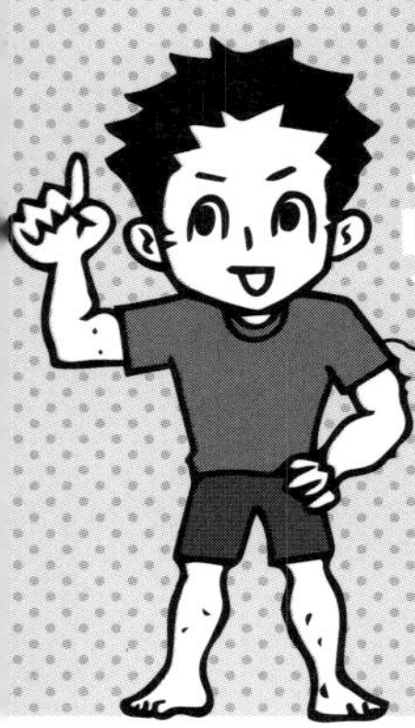

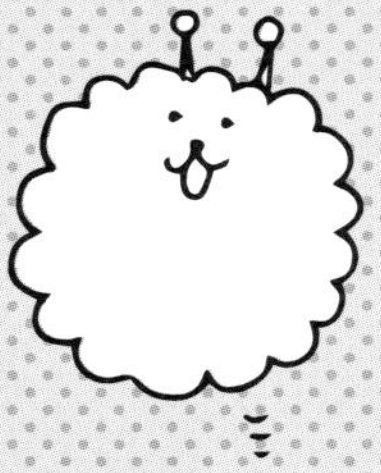

サロンの情報を集める前に

- [ ] 脱毛したい部位や、いつまでに脱毛したいのかなどの希望を明確に

サロンの情報を集める際に

- [ ] そのサロンの施術は、医療脱毛（レーザー脱毛・ニードル脱毛）なのか？美容脱毛（IPL 脱毛・SHR 脱毛）なのか？
- [ ] サロンの口コミ情報や評判をチェック
- [ ] 自分にとって通いやすい場所かどうか？　を確認
  - ▶平日の仕事帰りに、会社やターミナル駅の近くで
  - ▶週末や休日に、自宅の近くで

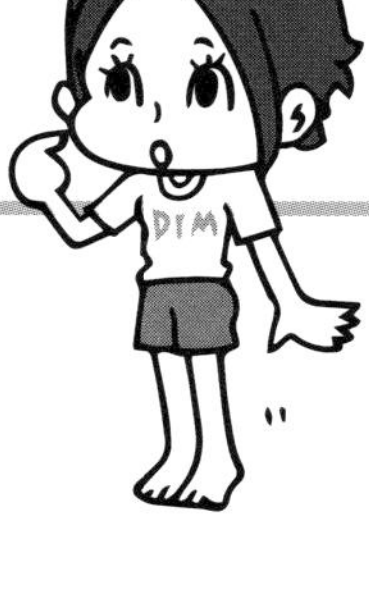

カウンセリングでサロンを訪ねたら

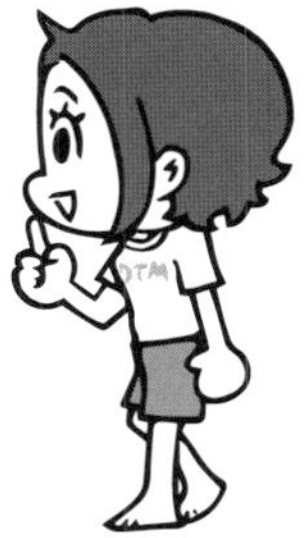

- [ ] **できるだけ、家族や信頼できる友人などと一緒に行く**
  - ▶ひとりだと強引な営業・勧誘に負けてしまうかも…

- [ ] **サロンの雰囲気や第一印象は？**
  - ▶スタッフのあいさつや身だしなみ、話しかけやすさなどを確認

- [ ] **サロンの清潔感は？**
  - ▶掃除や整理整頓などの状況を確認

- [ ] **サロンで行う脱毛方法や痛みの程度などを確認**

- [ ] **脱毛に必要となる期間と回数の目安も確認**
  - ▶脱毛方法ごとの特徴や痛みの違い、メリット・デメリットなどを聞く
  - ▶説明が不確かだったり、違いなどがわかりにくかったりするようなら、知識・技術レベルに不安あり

- [ ] **事前シェーヴィングは自分でするのか？　サロンでしてもらえるのか？　を確認**

- [ ] **サロンで事前シェーヴィングしてもらえる場合には、理容師資格を持つスタッフによるシェーヴィングであることを確認**

- [ ] **もみあげ、うなじなどのデザインの仕方について質問してみる**
  - ▶サロンの「脱毛デザイン力」をチェック

- [ ] **予約の取り方を確認**
  - ▶「Webで空いているところを予約してください」は、一見便利で親切そうにも感じられますが、「いつも空いていない状態」なら予約できません
  - ▶「施術終了後に次回の予約日を確定」してくれる方が、安心できる場合も
  - ▶サロンに対する口コミ情報や評判などを確認

- [ ] **脱毛にかかる総額を確認**

- [ ] **一括払い（ローン契約）か？　都度払いか？　を確認**

- [ ] **一括払い（ローン契約）なら、途中解約（残金返金）が可能かどうかを確認**

- [ ] **一括払い（ローン契約）なら、できるだけ当日その場での契約は避ける**

ZENON 脱毛研究会

髙添　航太朗
株式会社ZENON　常務取締役

西日本ヘアメイクカレッジ美容科を卒業後、首都圏の大手サロンに就職。2店舗での修業・勤務を経て、株式会社ZENONに入社。現在は、現場でのサロンワーク、社員の教育研修、採用活動など、会社の経営企画・管理全般の業務に携わる。西日本ヘアメイクカレッジの講師として教壇にも立つ。

髙添　友梨子
株式会社ZENON　採用・商品開発担当マネージャー/スタイリスト

西日本ヘアメイクカレッジを卒業後、大手サロンで経験を積み、株式会社ZENONに入社。英国での修業後、新規店舗立ち上げ、サロンマネージャーを経て、現在は現場でのサロンワーク、マネジメントに加え、求人採用・商品開発のマネージャーを務める。

札場　知美
株式会社ZENON　エステ事業部部長
西日本ヘアメイクカレッジ レディースシェーヴィングエステ講師

2007年に株式会社ZENONに入社。メンズカット、シェーヴィング、エステなどの技術を学ぶ。その後、数々の新規店舗立ち上げに尽力。現在は、講師として学生に指導する傍ら、店舗管理、スタッフ育成、脱毛研究に取り組んでいる。

ZENON　創立 1937（昭和 12）年 3 月　大阪府下 13 店舗の理・美容室の経営

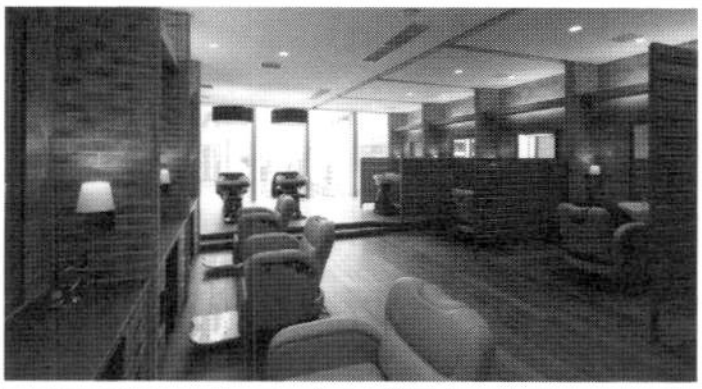

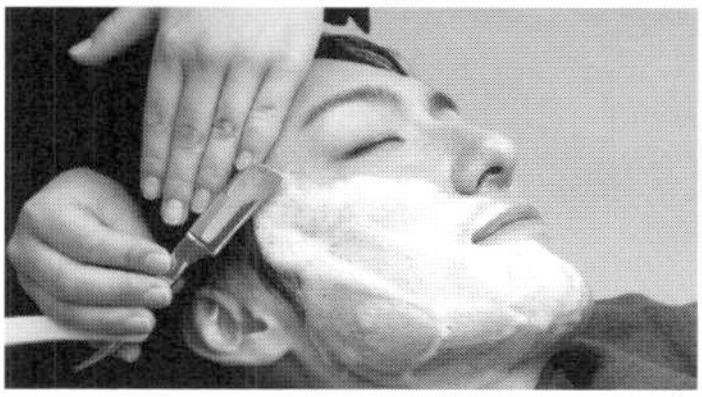

メンズサロン

カット・カラー・スタイリングをはじめ、シェーヴィング・スキンケア・ネイルケアなどのメンズグルーミングサービスも展開。2020年からSHR方式によるメンズ脱毛を開始。2023年からは全店で展開。

●ZENON LABO 近鉄あべのハルカス店●ZENON 大阪駅ルクアイーレ店●ZENON倶楽部 阪急17番街店●ZENON 天王寺MIOプラザ館店●ZENON 光明池サンピア店
●MEN'S STYLING SALON Ki-Ei-Ken 光明池駅一番街店
●ZENON uni GUY 泉北和泉中央駅店
●STAR&PLANETS あべのHoop店

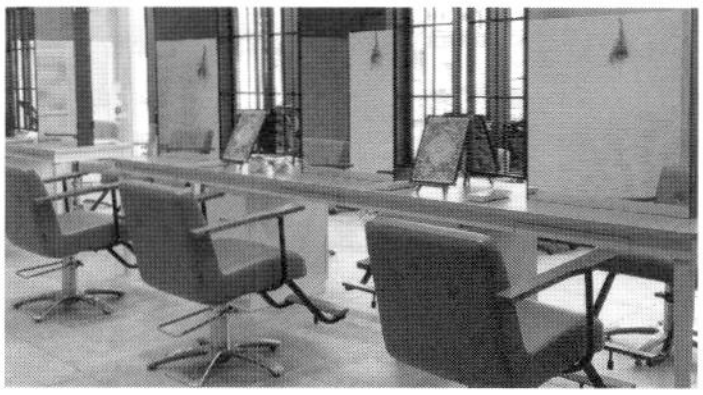

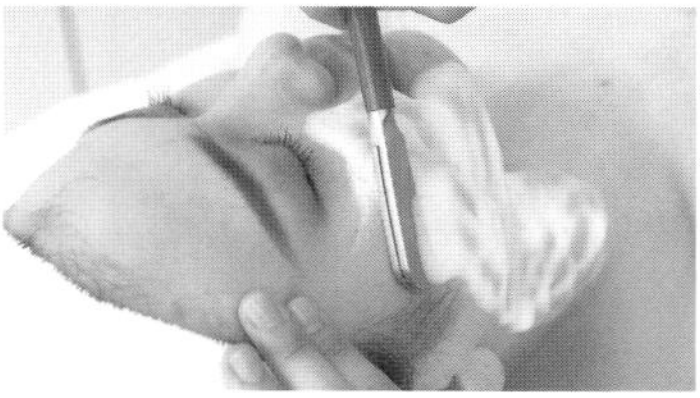

レディースサロン

カット・カラー・スタイリングなどの美容サロンのほか、シェーヴィング専門サロンブランド（Love:ch、小町）も展開。2020年からSHR方式によるレディース脱毛を開始。2023年からは全店で展開。

●L あべのand店●uni 和泉中央駅店●Bright 光明池サン ピア店●Love:ch 近鉄あべのハルカス店●ZENON小町 あべのand店●ZENON小町 大阪駅ルクアイーレ店
●STAR&PLANETS あべのHoop店

【本社】
〒545-0051
大阪府大阪市阿倍野区旭町2-1-2　あべのポンテ2F

理容美容専門学校　西日本ヘアメイクカレッジ

田仲　恵

美容科インストラクター
スタイリスト／ヘアメイクアップアーティスト

美容専門学校卒業後、サロンにてスタイリスト、メイクアップの現場経験を経て、西日本ヘアメイクカレッジへ。現在、美容科ヘア＆トータルビューティコースの担任講師を務める。日々の授業や国家試験対策講座、さらにはかねてからの夢であったメイクの講義で教鞭を執り、多くの卒業生を世に送り出している。

大園　雪枝

理容科インストラクター

エステティックサロンで経験を積んだ後、化粧品メーカーでインストラクターとして商品講習やエステの施術指導に携わる。サロン勤務を経て、現在は母校である西日本ヘアメイクカレッジにてインストラクターを務める。

理容美容専門学校　西日本ヘアメイクカレッジ

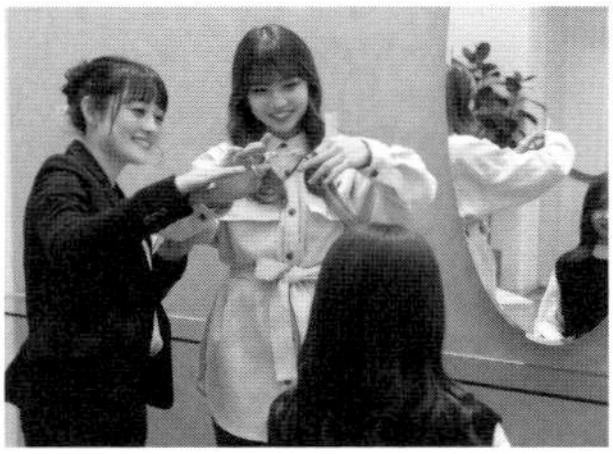

美容科（ヘア＆トータルビューティコース）・理容科（エステ&メンズビューティコース）・プロスタイリスト科（トップスタイリストコース、ワーキングホリデーコース）の3学科4コースのほかに、世界ブランドであるTONI&GUYと提携したTONI&GUY ACADEMY、独自にメソッドを開発したアイスタイリストACADEMY、ネイルACADEMY、メンズビューティACADEMY、セットアップACADEMY、脱毛&エステ・シェーブACADEMYなどの特別コースも開講。

学校法人いわお学園　厚生労働大臣指定
理容美容専門学校　西日本ヘアメイクカレッジ
〒545-0051 大阪市阿倍野区旭町2-1-2　あべのポンテ2F
☎06-6632-3274

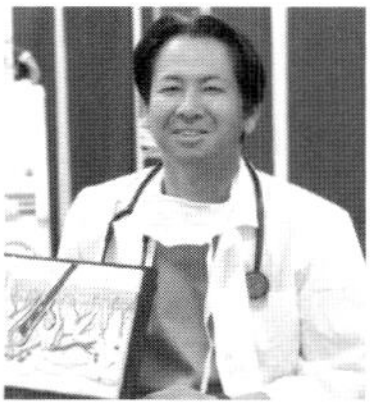

楢村　友隆 (Tomotaka Naramura)

博士（保健科学）/ 臨床工学技士

倉敷芸術科学大学生命科学部生命科学科　准教授
森ノ宮医療大学　客員教授
医療法人研樹会 神戸ゆうクリニック　顧問

〈専門研究領域〉
生体医工学、美容医工学、血液浄化学

〈略歴〉
1999年、臨床工学技士免許取得。総合病院での勤務を経て、2004年から（医社）医伸会 いでクリニック 臨床工学技士長、2019年から現職。
臨床では腎臓の機能を代替する人工透析治療や目的物質を血液中から分離除去するアフェレシスなどのデトックス療法を専門とし、同時に長年、医療機器の開発や評価などに携わる。現在の主な研究テーマは、ブロードバンド光による脱毛・美容医学への応用と生体影響。
脱毛・フォトフェイシャル・ハイフなどに用いる美容機器の原理は医療機器と共通する点が多く、医療機器開発の知見とノウハウを活用し、美容機器開発や評価を数多く手がけている。

終わりに

脱毛の歴史は思いのほか古く、原始時代にまで遡るそうです。

人類（ホモ・サピエンス）が出現するその前のネアンデルタール人は、体毛にノミやシラミが付着しないよう、ナイフのように研いだ石器で毛を剃っていたとされています。

中世・室町時代の日本・京都。戦乱を経て落ち着きを取り戻した世の中となり「身だしなみ」に気をつかう町民が増えました。櫛《くし》やハサミ、カミソリや毛抜きなどを使って髪を結う「髪結床《かみゆいどこ》」ができ、これが理容業の始まりです。

日本の女性が、カミソリなどで脇のムダ毛を処理し始めたのは、女性の権利意識が高まり、社会参加が進み始めた１９６０年代に入ってからのことでした。

脱毛は、衛生的な観点からはもちろん、身だしなみ、美しさやアイデンティティの象徴として、私たちの暮らしの中にあり続けています。

そしていま、脱毛技術や機器は日々進化を遂げ、老若男女問わず、脱毛への興味・関心は高まり続けています。

私たちは、脱毛の目的は「美肌づくり」にあると考えています。

美肌になることで、人まねではない、自分らしい美しさが身につきます。

自分らしい美しさからは小さな自信が芽吹き、積極性が生まれます。
その積極的な気持ちは、毎日をいきいき・はつらつと輝かせてくれます。
脱毛は、そんな可能性も秘めているのです。

小さなきっかけから、あなたの暮らしが変わる、毎日が変わる、生き方が変わる。
あなたにとってこの本が、そんなきっかけの一つになれたら幸いです。

最後に、この本の編集・制作にあたっては、たくさんの方にご協力をいただきました。
専門的知見をもって監修していただきました楢村友隆准教授をはじめ、脱毛に関する多くの情報を提供してくださいました脱毛機器メーカーの株式会社Dr.Visea様、株式会社富士美容機様、アンケートに協力してくださったパートナーサロン様やそのお客様の方々、西日本ヘアメイクカレッジの学生の皆さん、お力添えいただいたすべての方にあらためて深く感謝いたします。

本当にありがとうございました。

2023年3月
ZENON脱毛研究会
（高添航太朗　高添友梨子　札場知美）

【出版プロデュース】……髙添 陽一
【編集協力】……佐々木 健（エディウス）　山本 香織（エディウス）
【装丁・ブックデザイン・DTP】……窪田 裕子（エディウス）
【まんが・本文イラスト】……井上 ミノル

【特別協力】……株式会社Dr.Visea（ドクタービセア）
株式会社富士美容機

【協力】……理容美容専門学校 西日本ヘアメイクカレッジ（田仲 恵　大圃 雪枝）
飯田 由加（美肌脱毛&全身美白salon Eternity）
西尾 育子（脱毛＆フェイシャル mianca）

よくわかる脱毛　後悔しないサロン選び

2023年4月5日　第1刷発行

著者　ZENON脱毛研究会
監修　楢村 友隆
発行人　見城 徹
編集人　福島 広司
編集者　木田 明理
発行所　株式会社 幻冬舎
〒151-0051 東京都渋谷区千駄ケ谷4-9-7
電話：03（5411）6211（編集）／03（5411）6222（営業）
公式HP：https://www.gentosha.co.jp/
印刷・製本所　株式会社 光邦

検印廃止

ISBN978-4-344-04104-2 C0047

この本に関するご意見・ご感想は、下記アンケートフォームからお寄せください。
https://www.gentosha.co.jp/e/